Yousef Fahajan

Conhecimentos, atitudes e práticas relativamente ao H1N1 (gripe suína)

Yousef Fahajan

Conhecimentos, atitudes e práticas relativamente ao H1N1 (gripe suína)

ScienciaScripts

Imprint

Any brand names and product names mentioned in this book are subject to trademark, brand or patent protection and are trademarks or registered trademarks of their respective holders. The use of brand names, product names, common names, trade names, product descriptions etc. even without a particular marking in this work is in no way to be construed to mean that such names may be regarded as unrestricted in respect of trademark and brand protection legislation and could thus be used by anyone.

Cover image: www.ingimage.com

This book is a translation from the original published under ISBN 978-620-2-30613-3.

Publisher:
Sciencia Scripts
is a trademark of
Dodo Books Indian Ocean Ltd. and OmniScriptum S.R.L publishing group

120 High Road, East Finchley, London, N2 9ED, United Kingdom
Str. Armeneasca 28/1, office 1, Chisinau MD-2012, Republic of Moldova, Europe
Printed at: see last page
ISBN: 978-620-7-68705-3

Dedicação

Dedico este trabalho ao meu pai, à minha mãe e à minha mulher que me apoiaram muito para manter o entusiasmo e a energia para este trabalho. Agradeço-lhes muito e peço a Deus Todo-Poderoso que me dê a força necessária para os ajudar nas suas vidas.

Reconhecimento

Gostaria de expressar a minha sincera gratidão ao meu estimado professor e supervisor académico, Yousef Abu-Safieh, Professor Assistente de Ciências Ambientais na Universidade AL Quds, pela sua orientação, supervisão e encorajamento na realização desta investigação. Ele tem sido uma fonte constante de inspiração em todas as fases deste trabalho. Estou-lhe muito grato pelos seus conselhos e orientação constante.

Os meus agradecimentos e apreço especiais vão para todos os meus professores da Escola de Saúde Pública que me apoiaram e orientaram.

Gostaria de agradecer a várias pessoas que me ajudaram durante a preparação desta tese e que me deram recomendações e sugestões úteis.

Gostaria de agradecer à minha mulher por estar sempre ao meu lado. E especialmente por me ter apoiado nos últimos dois anos. Agradeço à minha família por manter o entusiasmo e a energia de que necessitei para concluir este trabalho.

Gostaria também de agradecer à Sra. Fathia Elsmairy e aos outros colegas que me deram um apoio útil e sólido durante o período de estudo.

Gostaria de agradecer aos prestadores de cuidados de saúde das clínicas primárias pela sua ajuda na recolha de dados e a todos os funcionários pela sua disponibilidade para participar neste estudo.

Por último, gostaria de expressar os meus sinceros agradecimentos e apreço aos ajudantes desconhecidos que me ajudaram durante todo o período de estudo; sem o seu apoio, este estudo não teria sido possível.

Investigadores
Yousef Fathi Fahajan.

Resumo

Este estudo, intitulado "Conhecimentos, atitudes e práticas relativamente ao H1N1 (gripe suína) entre os prestadores de cuidados de saúde nos centros de saúde primários", teve como objetivo avaliar os conhecimentos, atitudes e práticas (CAP) relativamente à gripe suína entre os prestadores de cuidados de saúde nos centros de saúde primários da Faixa de Gaza. Um conhecimento adequado e práticas apropriadas são cruciais no combate a esta grave doença infecciosa.

Foi utilizado um desenho quantitativo, descritivo e transversal. A amostra do estudo foi constituída por 300 indivíduos elegíveis seleccionados por amostragem aleatória estratificada. Foi utilizado um questionário auto-administrado e auto-construído, que teve uma taxa de resposta de 93,3%. O questionário foi validado por peritos e a análise de fiabilidade foi efectuada através do teste alfa de Cronbach (0,72). Para a análise dos dados foi utilizado o programa SPSS versão 14.0. Foi efectuada uma análise descritiva, um teste t e uma análise unidirecional (ANOVA).

O conhecimento dos prestadores de cuidados de saúde sobre o H1N1 foi elevado (92,2%), as suas atitudes foram de 65,8% e as suas práticas foram as mais baixas (60,9%). Os resultados também mostram que muitos dos prestadores de cuidados de saúde (50,5%) indicaram que a televisão, a rádio e a Internet eram as suas principais fontes de informação sobre a gripe A. Apenas 31,4% dos prestadores de cuidados de saúde foram vacinados contra a gripe A. Cerca de 30% dos inquiridos indicaram que a vacina contra a gripe suína está a causar muitos problemas e 52,1% dos prestadores de cuidados de saúde estão familiarizados com o protocolo e os planos do Departamento para combater esta doença. A correlação entre atitudes e práticas foi estatisticamente significativa (p-value 0,001). Não se verificou correlação estatisticamente significativa entre conhecimentos e práticas (p-value 0,9). Verificaram-se diferenças estatisticamente significativas entre os conhecimentos e o grupo profissional, uma vez que os enfermeiros e os médicos obtiveram pontuações mais elevadas do que os seus colegas de outros grupos (p-value 0,001). Do mesmo modo, os enfermeiros e os médicos obtiveram pontuações mais elevadas nas atitudes do que os outros grupos. Foram encontradas diferenças estatisticamente significativas entre os conhecimentos, as práticas e a localização do centro de CSP a favor da província da Zona Média (P-value 0,04).

Recomenda-se que seja desenvolvida uma ampla campanha de educação para a saúde pública para aumentar a sensibilização e, subsequentemente, promover boas práticas. O Ministério da Saúde deve também envidar mais esforços para divulgar os protocolos H1N1 e implementá-los com um controlo e acompanhamento adequados.

المعرفة والمواقف والممارسات المتعلقة بفيروس H1N1 (أنفلونزا الخنازير) بين مقدمي الرعاية الصحية في مراكز الرعاية الصحية الأولية

إعداد: يوسف فتحي فحجان

إشراف: الدكتور/ يوسف أبو صفية

الملخص:

الهدف من الدراسة هو تقييم المعرفة والمواقف والممارسات اتجاه أنفلونزا الخنازير بين مقدمي الرعاية الصحية في مراكز الرعاية الأولية في قطاع غزة «ومعرفة العوامل المحتملة مثل العمر والجنس ونوع المهنة وسنوات الخبرة ومصدر المعلومات حول المرض، بالإضافة إلى دراسة العلاقة بين المعرفة والمواقف والممارسات اتجاه أنفلونزا الخنازير .

الطريقة: استخدم الباحث الطريقة الوصفية التحليلية، وتم جمع البيانات باستخدام استبيان تم إعداده باللغة العربية وعرض على ذوي الخبرة بمجالي الصحة البيئية والصحة العامة وكان يتألف من خمسة أجزاء، الجزء الأول من الاستبيان معلومات شخصية، الجزء الثاني من الاستبيان يشمل مقياس المعرفة عن أنفلونزا الخنازير ويتكون من 14 سؤال ، الجزء الثالث من الاستبيان يشمل مقياس المواقف ويتكون من 11 سؤال ، الجزء الرابع من الاستبيان يشمل مقياس الممارسات اتجاه أنفلونزا الخنازير و يتكون من 9 أسئلة ، الجزء الخامس من الاستبيان يشمل مسألة عن مصدر المعلومات عن المرض . وقد تم تحليل البيانات باستخدام برنامج SPSS «وذلك باستخدام اختبار (T-test) و (ANOVA) و كانت عينة الدراسة تتكون من 300 مشارك وكان معدل الاستجابة 93.3% وتم احتساب عدد المشاركين في كل عيادة نسبيا وفقا لعدد مقدمي خدمات الرعاية الصحية في كل مركز صحي.

النتائج: تشير الدراسة بأن مستوى المعرفة لدى مقدمي الرعاية الصحية نسبته مرتفعة وفقا لبنود المعرفة ويشكل حوالي 92% ولكن مواقف المشاركين اتجاه المرض كانت أقل من معرفتهم فهي حوالي 65.8% ولكن على مستوى الممارسة كانت الأدنى وهي حوالي (60.9%) . وتشير الدراسة بأن هناك دلالة إحصائية بين المعرفة ونوع المهنة والفرق كان إيجابياً تجاه التمريض والأطباء، حيث مستوى معرفتهم بالمرض كانت الأعلى بين المهن الأخرى ، وهناك دلالة إحصائية بين الممارسة والمعرفة ومركز الرعاية الصحية الأولية ، والفرق كان إيجابيا لمحافظة المنطقة الوسطى ، حيث مستوى المعرفة هي الأعلى بين المحافظات . وأشار 50.5%من المشاركين بأن الإذاعة والتلفزيون والإنترنت كانت المصدر الرئيسي للمعلومات حول أنفلونزا الخنازير، وتلا ذلك وزارة الصحة بنسبة 45.2% ، اما المجتمع والعائلة كان بنسبة 3.9% . ولوحظ أن 31.4% فقط من مقدمي الرعاية الصحية قد أخذوا التطعيم الخاص بأنفلونزا الخنازير، وأن 32.6% من مقدمي الرعاية الصحية يعتقدون بأن تطعيم أنفلونزا الخنازير يسبب العديد من المشاكل . وتشير الدراسة بأن 52.1% من مقدمي الرعاية الصحة لهم دراية ببروتوكولات وخطة وزارة الصحة لمواجهة هذا المرض . وتوضح الدراسة بأن هناك ارتباط قوي من الناحية الإحصائية بين مستوى الاتجاه والممارسة ولا علاقة بين المعرفة والممارسة و لا يوجد أي فروق بين المعرفة والاتجاهات و الممارسة تجاه أنفلونزا الخنازير تبعا لنوع المهنة أو الخبرة الاجتماعية أو المتغيرات الديموغرافية أو مستوى مركز الرعاية الصحية الأولية.

ويوصي الباحث بأنه ينبغي أن تقوم وزارة الصحة بدور أكبر في الإشراف والمتابعة في تطبيق البروتوكولات وخصوصا عند حدوث وبائيات وأن تقوم بدراسة العوامل الهامة واستراتيجيات الطرق السليمة للوقاية من الأمراض الناشئة الأخرى والسيطرة عليها في المستقبل .

Lista de abreviaturas

ANOVA	Analysis Of Variance
CDC	Center of Disease Control
CSHA	The Canadian Study of Health and Aging
CSHA	Canadian Study of Health and Aging
DGPC	Directorate General of Primary Care
FDA	U.S. Food and Drug Administration
GBS	Guillain -Barré Syndrome
GS	Gaza Strip
HCWs	Health Care Workers
HN	Haemaglutinin, Neuraminidase subtypes
ILI	Influenza Like Illness
KAP	Knowledge, Attitudes and Practices
MOH	Ministry of Health
NGO	Non-Governmental Organizations
NIH	National Institutes of Health
NIIP	National Influenza Immunization Program
OH	Occupational Health
PHC	Primary Health Care
RT-PCR	Reverse-Transcriptase Polymerase chain reaction
SARS	Severe Acute Respiratory Syndrome
SIV	Swine Influenza Virus
SPSS	Statistical Package for the Social Sciences
UNICEF	The United Nations International Children's Fund
UNRWA	United Nations Relief and Works Agency
US	United State
WHO	World Health Organization

Capítulo 1: Introdução

1.1 Panorama e antecedentes

Tal como a Síndrome Respiratória Aguda Grave (SARS) e a pandemia de gripe das aves, a gripe suína também se espalhou rapidamente pelo mundo. Em abril de 2009, a Organização Mundial de Saúde deu o alarme e declarou o nível de alerta máximo, uma vez que o aparecimento de um novo vírus pandémico denominado H1N1 provocou numerosas mortes em muitas regiões do México, sobretudo entre os jovens e as crianças. A ameaça internacional representada pelo H1N1 exige uma partilha internacional de dados, tanto das equipas médicas como dos cientistas sociais. Existe uma preocupação especial com a propagação da pandemia à Ásia e com a possibilidade de se misturar com outras variantes, como a gripe das aves. (Coker, 2009)

Apesar do aumento do número de casos de gripe A (H1N1) e da resposta da OMS, que elevou o seu estatuto de pandemia para a fase 6, bem como da extensa cobertura mediática, a reação do público à gripe A (H1N1) tem sido moderada. Na prática, é frequentemente uma tarefa mais urgente para as autoridades sanitárias convencer o público de que a ameaça é real. Muitos relatórios examinaram os diferentes níveis de conhecimento sobre os agentes infecciosos e o comportamento do público em relação a estas infecções; esses estudos centraram-se principalmente nos surtos de SARS e de gripe aviária. Recentemente, foram publicados outros estudos especificamente sobre o comportamento e as atitudes em relação à pandemia de gripe (H1N1) de 2009 (Blendon et al., 2009).

É de notar que um vírus emergente faz lembrar a gripe espanhola que ocorreu em 1918 e dizimou milhões de pessoas. Mas será que este receio se justifica, apesar das nossas modernas infra-estruturas de saúde? Segundo **Patrick Matthys**, chefe do Departamento de Epidemiologia do Serviço Federal de Saúde Pública, "não podemos excluir cenários semelhantes, apesar de os tempos terem mudado, e enfrentaremos uma grande ameaça se um vírus perigoso se propagar antes de chegarmos à vacina, e o défice terá um impacto direto no sistema de saúde suíço se dezenas de milhares de pessoas tiverem de ser hospitalizadas de uma só vez". O que aconteceu em 1918 não deve voltar a acontecer. Atualmente, o equipamento médico, os antibióticos, os conhecimentos científicos e os sistemas de alerta precoce são muito melhores do que no passado, pelo que temos de evitar uma propagação pânica do terror (Departamento Federal de Saúde Pública, 2009).

A gripe suína chegou à Faixa de Gaza em dezembro de 2009 e o Ministério da Saúde desenvolveu programas e declarou o estado de emergência em resposta à epidemia. Os centros de cuidados de saúde primários tornaram-se o primeiro ponto de contacto para o público e os seus prestadores foram as primeiras equipas médicas a enfrentar a pandemia. Nesta base, o pessoal médico deveria ter sido ensinado a lidar com a gripe A de acordo com os conhecimentos, as atitudes e o empenhamento na prevenção dos prestadores de cuidados de saúde.

1.2 Problema de investigação

A pandemia de gripe de 2009 é um surto mundial de uma nova estirpe do vírus da gripe H1N1, frequentemente designada por "gripe suína". Embora o vírus, que foi descoberto pela primeira vez em abril de 2009, contenha uma combinação de genes de vírus da gripe suína, aviária e humana, não pode ser transmitido através do consumo de carne de porco ou de produtos à base de carne de porco. À semelhança de outros vírus da gripe, o vírus pandémico H1N1 é geralmente transmitido de pessoa para pessoa através de gotículas respiratórias (CDC, 2009).

Atualmente, há 14.286 mortes confirmadas em todo o mundo. Este número corresponde à soma das mortes confirmadas comunicadas pelas autoridades nacionais. A OMS afirma que a mortalidade total (incluindo as mortes não confirmadas ou não notificadas) devido à nova estirpe H1N1 é "indubitavelmente superior" a este número.

A Faixa de Gaza foi afetada por esta pandemia e registaram-se muitos casos, dos quais apenas alguns morreram. A vacinação contra a gripe suína destinava-se a crianças e mulheres grávidas, mas muitas pessoas estão a recusar-se a tomar a vacina. Como a Faixa de Gaza é muito densamente povoada, prevê-se que a infeção se propague rapidamente. Além disso, a Faixa de Gaza ainda está sob cerco, pelo que não existem meios de proteção ou tratamento disponíveis em caso de recorrência ou propagação desta epidemia.

1.3 Justificação

A gripe suína transformou-se numa pandemia. Em março de 2010, registaram-se 14268 mortes confirmadas em todo o mundo, 125 das quais na região árabe e 22 na Faixa de Gaza. A Faixa de Gaza é uma das zonas mais densamente povoadas do mundo, com cerca de 4100 pessoas por quilómetro quadrado.

As clínicas de cuidados de saúde primários são o primeiro ponto de contacto para os doentes, com cerca de setenta e cinco a oitenta e cinco por cento da população a receber cuidados de saúde primários todos os anos. Prestam os primeiros e os mais importantes serviços de saúde a um indivíduo ou a uma população.

Não existem estudos nesta área que esclareçam a extensão dos conhecimentos, atitudes e práticas relativamente à gripe A entre os prestadores de cuidados de saúde em clínicas de cuidados primários.

Para reduzir o risco de gripe A, é necessário estar adequadamente preparado e comunicar e divulgar informações exactas ao público, a fim de melhorar os seus conhecimentos e a sua atitude em relação à doença. O nível atual de informação deve ser averiguado junto dos prestadores de cuidados de saúde nos centros de saúde primários que lidam com a população e a educam.

1.4 Objetivo do estudo

O objetivo geral deste estudo é avaliar os conhecimentos, as atitudes e as práticas relativas à gripe A entre os prestadores de cuidados de saúde em clínicas de cuidados primários.

1.4.1 Objectivos do estudo

1. Determinar os conhecimentos, atitudes e práticas relativamente à gripe A entre os prestadores de cuidados de saúde em clínicas de cuidados primários.
2. Determinar a relação entre o conhecimento, a atitude e a prática em relação à gripe suína em função das variáveis sócio-demográficas.
3. Identificar as fontes de informação sobre a gripe suína entre os prestadores de cuidados de saúde e desenvolver recomendações que possam ajudar a melhorar os conhecimentos sobre a gripe suína.

1.5 Questões de investigação

1. Qual é o nível de conhecimento, atitude e prática relativamente à gripe A entre os prestadores de cuidados de saúde em clínicas de cuidados primários?
2. Existe uma correlação entre o conhecimento, a atitude e a prática em relação à gripe A em função das variáveis sócio-demográficas?
3. Existe uma relação entre os conhecimentos, as atitudes e as práticas

relativas à gripe A e a localização dos centros de saúde?

4. Existe uma correlação entre o conhecimento, a atitude e a prática relativamente à gripe A e o nível dos centros de saúde?

5. De onde vem a informação sobre a gripe A entre os prestadores de cuidados de saúde?

1.6 Contexto do estudo

1.6.1 Contexto demográfico

O conjunto da Palestina histórica cobre uma superfície de cerca de 27 000 km2 e estende-se de Ras Al-Nakoura, a norte, a Rafah, a sul. A Palestina faz fronteira a norte com o Líbano, a sul com o Golfo de Aqaba, a leste com a Síria e a Jordânia e a oeste com o Egipto e o Mar Mediterrâneo. A Palestina esteve sob o mandato britânico, que terminou em 1948 com a fundação de Israel, em aplicação da Declaração Balfour de 1917, que garantia aos judeus uma pátria. O resultado foi a expulsão da maioria dos palestinianos das suas cidades e aldeias e a migração em massa para a Cisjordânia, a Faixa de Gaza, a Jordânia, o Líbano, a Síria e outros países (Weinberger & Peter E. 2005).

A Faixa de Gaza está situada na costa oriental do Mar Mediterrâneo. Faz fronteira com o Egipto a sul, com o Mar Mediterrâneo a oeste e com Israel a leste e a norte. Tem cerca de 41 quilómetros de comprimento e entre 6 e 12 quilómetros de largura e uma área total de 378 quilómetros quadrados. Neste pequeno pedaço de terra vivem cerca de 1,5 milhões de palestinianos. A sua localização na encruzilhada entre a África e a Ásia tornou-a alvo de ocupantes e conquistadores ao longo dos séculos. Mais recentemente, foi Israel que ocupou a Faixa de Gaza em 1967. [2]A Faixa de Gaza é um local muito densamente povoado, com uma área de 378 km e representa cerca de 6,1% da área total do território palestiniano (Cisjordânia e Faixa de Gaza). A população está concentrada principalmente nas cidades, pequenas aldeias e oito campos de refugiados, onde vivem dois terços da população da Faixa de Gaza. A densidade populacional da Faixa de Gaza está estimada em cerca de 4.100 habitantes/km2. É constituída por cinco províncias: Gaza Norte, Gaza, Zona Média, Khan Younis e Rafah (Comissão Europeia, 2009).

1.6.2 Sobrelotação na Faixa de Gaza

A população é de cerca de 1,5 milhões de pessoas (em julho de 2009). Dos palestinianos que vivem na Faixa de Gaza, cerca de 1,0 milhão estão registados como refugiados nas Nações Unidas. A maioria dos palestinianos são descendentes de refugiados que foram expulsos ou abandonaram as suas casas durante a guerra israelo-árabe de 1948. Desde então, a população da Faixa de Gaza tem crescido continuamente. Uma das principais razões para este rápido aumento é a taxa de fertilidade total de mais de 5 filhos por mulher. Numa classificação das taxas de fertilidade total, a Faixa de Gaza ocupa o 30.º lugar entre 222 regiões e está à frente de todos os países não africanos, exceto o Afeganistão e o Iémen (CIA, 2010).

1.6.3 Saúde

Quatro entidades prestam serviços de saúde na Faixa de Gaza, incluindo o Ministério da Saúde, a UNRWA, as ONG e o sector privado. O Ministério da Saúde é a autoridade reguladora do sistema de saúde palestiniano; o Ministério da Saúde gere os serviços de saúde pública e a prestação de cuidados primários, secundários e terciários nas instalações do Estado. O Ministério da Saúde gere 56 centros de saúde primários (PHC), que representam 45% do total de PHC na Faixa de Gaza.

As condições de saúde na Faixa de Gaza estão a enfrentar novos desafios, que são exacerbados pela intensificação do encerramento israelita. A OMS manifestou a sua preocupação com as consequências da fragmentação política interna dos palestinianos, do declínio socioeconómico, das operações militares e do isolamento físico, psicológico e económico para a saúde da população da Faixa de Gaza.

1.6.4 Medicina preventiva

A medicina preventiva refere-se a medidas adoptadas para prevenir doenças ou lesões, em vez de as curar ou tratar os seus sintomas. Na Faixa de Gaza, existem cinco centros de medicina preventiva geridos pelo Estado e dependentes do Ministério da Saúde. Estes centros monitorizam o estado de saúde e o registo de casos de pandemias e doenças infecciosas, tomam medidas adequadas e educam os cidadãos. (DGPC, 2009)

1.7 Definições

1.7.1 **A atitude** é uma construção hipotética que representa o grau de agrado ou desagrado de uma pessoa em relação a um objeto. As atitudes são geralmente pontos de vista positivos ou negativos sobre uma pessoa, um lugar, uma coisa ou um acontecimento, muitas vezes referidos como um objeto de atitude. A maioria das atitudes resulta da experiência direta ou de observações do ambiente (Anderson, 1983). Prefiro que a atitude seja positiva ou negativa e resulte da observação e da experiência.

1.7.2 **Um prestador de cuidados de saúde ou profissional de saúde** é uma pessoa que, de forma sistemática e profissional, presta cuidados de saúde adequados a uma pessoa que necessite de serviços de saúde. Os profissionais de saúde incluem médicos, enfermeiros, farmacêuticos e paramédicos.

1.7.3 O Oxford English Dictionary define **conhecimento** como (i) conhecimentos especializados e competências adquiridas por uma pessoa através da experiência ou formação; a compreensão teórica ou prática de um assunto (Oxford Dictionary).

1.7.4 **Praticar** significa praticar um comportamento repetidamente ou realizar uma atividade repetidamente para a melhorar ou dominar, como diz o ditado "a prática leva à perfeição" (Ericsson, et al, 1993).

1.7.5 **O Centro de Saúde Primário (CSP) é** a unidade estrutural e funcional de base do sistema de saúde pública nos países em desenvolvimento. Os CSP foram criados para prestar serviços de saúde acessíveis e económicos às nações da OMS. (Conferência Internacional de Alma Ata, 1978).

1.8 Contexto do estudo

O estudo será realizado nos CSP públicos da Faixa de Gaza, nomeadamente nos cuidados de saúde primários a três níveis diferentes (II, III e IV) nas cinco províncias da Faixa de Gaza (Gaza Norte, Gaza, Zona Média, Khan Younis e Rafah).

Capítulo 2

Quadro concetual e revisão da literatura

2.1 Quadro concetual

A literatura analisada mostra que a prática e a atitude podem ser influenciadas pelo conhecimento. Além disso, todos estes factores podem ser influenciados pela idade, tipo de profissão, anos de escolaridade, anos de experiência e fonte de informação. Após a revisão da literatura anterior, o investigador desenvolveu o quadro teórico do presente estudo.
following figure.

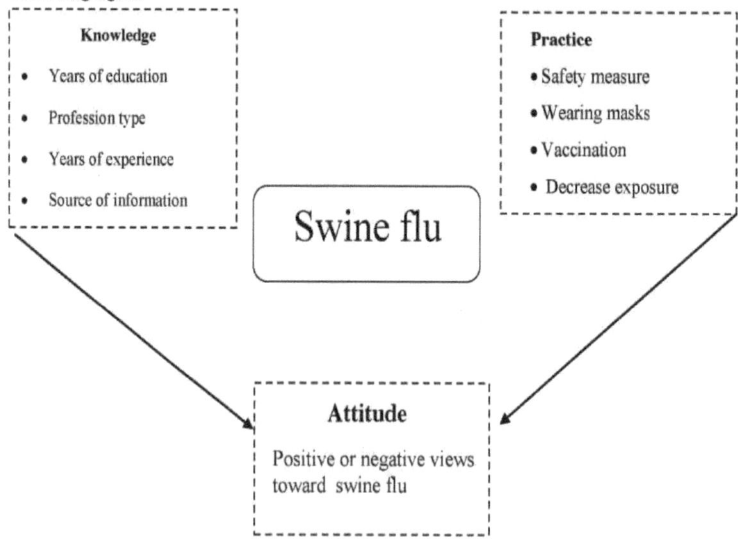

Figura 3.1 Relação entre conhecimentos, atitudes e práticas dos prestadores de cuidados de saúde e diferentes factores sociodemográficos.

2.1.1 Variáveis dependentes:

> **Conhecimento**

O conhecimento é a informação que muda algo ou alguém, quer ao tornar-se a base para a ação, quer ao permitir que uma pessoa (ou uma instituição) actue de forma diferente ou mais eficaz (Achterbergh e Vriens, 2002).

> **A atitude** é uma construção hipotética que representa o nível de concordância ou discordância de uma pessoa.

Aversão a um objeto. As atitudes são geralmente opiniões positivas ou negativas sobre uma pessoa, um lugar, uma coisa ou um acontecimento, frequentemente designados por objeto da atitude. A maioria das atitudes resulta da experiência direta ou da observação do ambiente (Aranson et al., 1994).

> **A prática** é o ensaio repetido de um comportamento ou o desempenho repetido de uma atividade com o objetivo de a melhorar ou dominar, como na frase "a prática leva à perfeição" (Ericsson, 1993).

2.1.2 Variáveis independentes:
> **Dados sócio-demográficos**

Características ou variáveis socioeconómicas estatísticas de uma população, como a idade, o sexo, o nível de instrução, o nível de rendimento, o estado civil, a profissão, a religião, a taxa de natalidade, a taxa de mortalidade, a dimensão média da família, a idade média ao casamento. Um recenseamento é uma recolha dos factores demográficos associados a cada membro de uma população.

2.1.3 Gripe suína

Nova estirpe do vírus da gripe H1N1, frequentemente designada por "gripe suína". Embora o vírus, que foi descoberto pela primeira vez em abril de 2009, contenha uma combinação de genes de vírus da gripe suína, aviária e humana, não pode ser transmitido através do consumo de carne de porco ou de produtos à base de carne de porco (CDC, 2010).

2.1.4 Cuidados de saúde primários

Os cuidados de saúde primários, muitas vezes abreviados como CSP, são "cuidados básicos de saúde baseados em métodos e tecnologias práticos, cientificamente sólidos e socialmente aceitáveis, disponibilizados universalmente aos indivíduos e famílias da comunidade com a sua plena participação e a um custo que a comunidade e o país podem suportar, em todas as fases do seu desenvolvimento, num espírito de auto-determinação" (Alma Ata, 1978).

Trata-se de uma nova abordagem dos cuidados de saúde que surgiu na sequência da Conferência Internacional de Alma Ata de 1978, organizada pela Organização Mundial de Saúde e pela UNICEF. Os cuidados de saúde primários foram aceites pelos países membros da OMS como a chave para alcançar o objetivo de "saúde para todos".

À medida que as pessoas em todo o mundo se sentem cada vez mais frustradas com a incapacidade dos actuais sistemas e serviços de saúde para satisfazer as suas necessidades, há uma procura crescente de uma renovação dos cuidados de saúde primários e da saúde para todos.

Os cuidados de saúde primários selectivos são uma forma de cuidados de saúde primários em que as doenças nos países em desenvolvimento são tratadas de uma forma mais específica, a fim de iniciar o processo de cuidados de saúde primários. No desenvolvimento dos cuidados de saúde primários, que é o objetivo final, os cuidados de saúde primários selectivos podem ser um instrumento muito útil para aliviar alguns dos problemas mais prementes.

2.1.4.1 Serviços de cuidados de saúde primários na Palestina

O sistema de cuidados de saúde primários (PHC) é uma componente importante do sistema de saúde palestiniano; este sistema assegurou cuidados de saúde a toda a população palestiniana, especialmente às crianças e a outros grupos vulneráveis. Os centros de cuidados de saúde primários na Palestina prestam serviços de cuidados de saúde primários, secundários e terciários.

O Ministério da Saúde coopera com outros sectores da saúde, especialmente a UNRWA e as ONG, na prestação de serviços de cuidados de saúde primários. No final de 2005, existiam 654 centros de cuidados de saúde primários na Palestina; estes centros servem aproximadamente 3,7 milhões de pessoas (129 centros na Faixa de Gaza e 525 centros na Cisjordânia). A classificação dos cuidados de saúde por prestador mostra que o Ministério da Saúde é o principal prestador com 63,6% do total de centros de saúde, seguido das ONG com 28,3% e da UNRWA com 8,1%. É de salientar que o sector privado desempenha um papel importante na prestação de serviços de cuidados de saúde à população palestiniana, mas existe pouca informação sobre estes centros. O número médio de pessoas por centro foi de 5 752 (10 774 em Gaza e 4 519 na Cisjordânia). O número de centros de cuidados de saúde por 10.000 pessoas era de 1,7 em 2005, em comparação com 1,9 em 2000 (MOH, 2005).

2.1.4.2 Classificação dos CSP

O número total de centros de cuidados de saúde na Faixa de Gaza é de 56, em comparação com 43 centros em 2000, o que representa um aumento de 30,2%. O rácio mais elevado de residentes por centro foi registado em Rafah, com 41 310 pessoas por centro, e o rácio mais baixo na zona intermédia, com 12 570. O número de centros de cuidados de saúde públicos por cada 10 000 pessoas era de 0,40. O sistema de cuidados de saúde na Faixa de Gaza está bem estabelecido e a funcionar, apesar da elevada densidade populacional e da sobrelotação.

A classificação dos PHCs de acordo com o nível dos centros revelou que 30 centros estão classificados como nível II, 19 centros como nível III e 7 como nível IV. Em geral, há 6 centros que trabalham em três turnos (24 horas), 12 centros que trabalham em dois turnos e 38 centros que trabalham apenas num turno, um dos quais tem uma maternidade na Cidade de Gaza. Os centros PHC oferecem serviços de saúde especializados em vários domínios; 42 centros oferecem vacinação, cuidados pré-natais e planeamento familiar, para além de 107 clínicas especializadas e 30 clínicas dentárias e orais. Cerca de 35 centros dispõem de laboratórios e 13 centros dispõem de máquinas de raios X.

O relatório anual da Direção-Geral dos Cuidados de Saúde Primários relativo a 2009 revela que os serviços de saúde receberam 2 642 907 casos. A percentagem mais elevada registou-se na província de Gaza, com 38%, seguida da província de Khan Younis, com 20%, do norte da Faixa de Gaza, com 18%, da zona média, com 15%, e de Rafah, com 10%. De acordo com o relatório, o número de visitantes das clínicas especializadas ascendeu a 180 012, tendo o centro de Sourani registado o maior número de visitantes durante o ano, com 44 017, e o centro de Alsalam o menor, com 350 pacientes. O relatório anual revelou que o laboratório foi o que registou a maior pressão de trabalho, com 185 684 casos, seguido do laboratório de exame de secções de dentes, que recebeu 88 335 clientes, enquanto o Departamento de Urologia teve a menor pressão, que recebeu 138 casos. O relatório referia ainda que o número de doentes nos centros de saúde está a aumentar progressivamente em relação aos anos anteriores, dado o aumento da população. (DGPC, 2009).

2.2 Revisão da literatura

Esta parte está dividida em diferentes secções; começa com a definição de conhecimento, atitude, prática e respectivas teorias; segue-se uma definição de gripe suína e uma discussão sobre as suas fontes, efeitos, propagação, medidas de proteção, programas de vacinação e gestão da doença.

2.2.1 Conhecimentos:

A perícia consiste em conhecimentos e competências práticas especializadas, enquanto o conhecimento inclui também o conhecimento teórico. Este pode ser encontrado em manuais escolares e inclui declarações formais sobre relações interaccionais e causais entre eventos (Benner, 1984).

Existem diferentes pontos de vista entre os psicólogos sobre o significado do conhecimento e a forma como o conhecimento é criado, pelo que é importante descrever estes diferentes pontos de vista e as suas teorias do desenvolvimento cognitivo, que descrevem a forma como o nosso conhecimento se desenvolve. A teoria do desenvolvimento cognitivo de Piaget (1980): Piaget é frequentemente referido como o pioneiro da investigação sobre o desenvolvimento cognitivo das crianças. A sua abordagem global à compreensão do desenvolvimento cognitivo foi designada por epistemologia genética.

Piaget estava interessado na forma como o conhecimento e a compreensão da cognição se desenvolviam nos seres humanos; queria também mostrar como a criança pequena pode evoluir do estado primitivo da cognição infantil para uma capacidade avançada de lidar com a lógica abstrata e formal. A sua teoria baseia-se na ideia de que o desenvolvimento cognitivo ocorre através da formação e desenvolvimento de esquemas em dois processos importantes e fundamentais:

1. Assimilação, em que a nova informação é incorporada no esquema sem o alterar particularmente, de modo que o âmbito do esquema é apenas um pouco alargado.
2. Acomodação, em que o próprio esquema foi desenvolvido e alargado por não ser suficiente para processar a nova informação.

2.2.1.1 Os três tipos de conhecimento:

1- Modo ativo (com base em acções):
As crianças representam o mundo através do seu comportamento: Qualquer conhecimento que tenham é baseado no que experimentaram através do seu próprio comportamento.

2-Os modos icónicos:
A utilização de imagens visuais para representar objectos na memória - a informação é armazenada em "imagens mentais".

3- Simbólico (baseado em símbolos, especialmente a linguagem): De acordo com Carper (1978), que foi uma das primeiras enfermeiras a abordar a natureza do conhecimento em enfermagem. Ela acredita que existem quatro tipos de conhecimento em enfermagem:

a) **Empirismo**: Refere-se à ciência da enfermagem, cujo objetivo é descrever, explicar e prever os fenómenos.
b) **Estética**: Inclui conhecimentos relacionados com a arte da enfermagem.
c) **Conhecimento pessoal:** refere-se à forma como os enfermeiros se vêem a si próprios e ao cliente e diz respeito à utilização terapêutica do self.
d) **Conhecimento ético:** inclui a compreensão de diferentes posições filosóficas sobre o que é bom, certo e errado. Ao discutir as diferentes teorias e opiniões sobre o conhecimento, verificou-se que cada um dos psicólogos - Piaget, Fischer, Tolman e outros - considera o ser humano de todas as idades como uma pessoa holística que pode planear e pensar um problema, tendo cada um deles uma conceção diferente do conhecimento adquirido através da experiência ou através da leitura, de ver televisão, de jogar diferentes jogos de computador (representação icónica ou modo icónico). Mas não basta ter conhecimentos, é preciso também ter uma atitude em relação a eles. O conhecimento é o primeiro passo para que o indivíduo desenvolva uma atitude que o motive a praticar um comportamento adequado.

O desenvolvimento do método científico contribuiu significativamente para a nossa compreensão do conhecimento. Para ser considerado científico, um método de investigação deve basear-se na recolha de provas observáveis, empíricas e mensuráveis, sujeitas a determinados princípios de raciocínio (Newton 1999). O método científico consiste na recolha de dados através da observação e da experimentação, bem como na formulação e teste de hipóteses. Tanto a ciência como a natureza do conhecimento científico tornaram-se também objeto da filosofia. No decurso do desenvolvimento da própria ciência, o conhecimento encontrou uma utilização mais ampla, desenvolvida na biologia/psicologia e discutida noutros locais como meta-epistemologia ou epistemologia genética e, em certa medida, relacionada com a "teoria do desenvolvimento cognitivo". Note-se que a "epistemologia" é o estudo do conhecimento e da sua aquisição. A ciência é "o processo utilizado todos os dias para completar logicamente os pensamentos, tirando conclusões de factos estabelecidos por experiências calculadas". Sir Francis Bacon, que foi crucial para o desenvolvimento histórico do método científico, estabeleceu e disseminou uma metodologia indutiva para a investigação científica através das suas obras. O seu famoso aforismo, "Conhecimento é poder". (Francis Bacon, 1597)

Até há pouco tempo, pelo menos na tradição ocidental, assumia-se simplesmente que o conhecimento é algo que só os humanos possuem, e provavelmente os humanos adultos. Estas considerações parecem exigir uma definição distinta de "conhecimento" para os sistemas biológicos. Para os biólogos, o conhecimento tem de ser útil para o sistema, mesmo que esse sistema não tenha de ser consciente. Assim, os critérios parecem ser os seguintes:

- O sistema deve ser dinâmico e auto-organizado (por oposição a um livro que é autossuficiente).
- ·O conhecimento deve ser uma espécie de representação do "mundo exterior" ou de formas de lidar com ele (direta ou indiretamente).
- O sistema deve ter uma forma de aceder a estas informações com a rapidez necessária para as utilizar.

As descobertas científicas não podem ter a pretensão de serem certas, porque a manutenção do ceticismo significa que os cientistas nunca podem ter a certeza absoluta de quando estão certos e quando estão errados.

2.2.3 Definição:

As atitudes são uma forma de descrever as diferenças entre as pessoas, ou seja, em termos dos seus diferentes gostos e desgostos. As atitudes não são sentimentos ou estados de espírito fugazes, mas sim pensamentos, crenças e sentimentos duradouros e permanentes que as pessoas têm em relação a determinados objetos de atitude, ou seja, temas, pessoas ou acontecimentos (Aranson, et al., 1994).

Definição de atitude:

Uma orientação ou disposição aprendida que transmite uma tendência para reagir positiva ou negativamente a um objeto ou situação (Rokearch, 1968). Outros investigadores definiram a atitude de formas diferentes: Em 1937, Allport definiu as atitudes como: 'um estado mental e neural de prontidão organizado pela experiência e que exerce uma influência direta ou dinâmica sobre a resposta do indivíduo a todos os objectos e situações a que está associado'.

1.1.1.1 Três componentes

1. Uma atitude emocional ou de julgamento

Descreve as emoções e os sentimentos que surgem em relação aos objectos da atitude de cada um quando se fala de amamentação, por exemplo, o que a mãe sente em relação à prática da amamentação ou como a prática da amamentação faz a mãe sentir-se. "Exemplo de um componente emocional":

2. Cognitivo:

Esta é descrita como uma crença ou ideia que a pessoa tem sobre um objeto, por exemplo: Qual é a crença ou ideia da mãe sobre a amamentação?

3. Ação ou componente comportamental:

Esta é descrita como o comportamento de uma pessoa em relação aos objectos da sua própria atitude, por exemplo Como é que as mães praticam a amamentação? Qual é a ação da mãe?

As componentes cognitiva, avaliativa e comportamental do sistema de atitudes podem ser avaliadas e podem produzir resultados diferentes. (Cormark, 2000).

1.1.1.2 Aspectos funcionais do ambiente:

Daniel Katz (1960) defendeu que as atitudes servem quatro funções diferentes:

1. Uma função de conhecimento: As atitudes podem dar sentido às nossas experiências.
2. Função de adaptação ou de utilização: certos comportamentos podem tornar-nos mais socialmente aceitáveis e, assim, promover a nossa interação social.
3. Uma função de expressão apreciativa: Permite-nos exprimir o que sentimos como os aspectos mais positivos do nosso próprio ser interior.
4. Função de defesa do ego: Permite-nos definir e proteger os nossos motivos e ideias inconscientes.

1.1.1.3 Formação da postura

1. Experiência direta: significa o contacto direto com o objeto da sua própria atitude.
2. Informação parental: Este é talvez o fator mais influente na formação de atitudes.
3. Influência do grupo e dos media: A influência do grupo nas atitudes é tão importante como a influência dos pais. As influências do grupo incluem as escolas e os pares. Há várias décadas que os psicólogos sociais estudam as relações entre crenças e avaliações, por um lado, e avaliações e comportamentos, por outro. As crenças ou cognições que temos mostram uma correspondência geral com o facto de algo ser avaliado positiva ou negativamente. Assim, se alguém tiver uma atitude positiva em relação a um objeto, terá predominantemente pensamentos positivos sobre ele, mas se tiver uma atitude negativa em relação a um objeto, terá predominantemente pensamentos desfavoráveis. A relação entre as avaliações e os comportamentos é menos clara porque, durante muitos anos, os cientistas sociais consideraram as atitudes como o elemento causal do comportamento. Parte-se do princípio de que as pessoas que têm uma atitude positiva em relação a um determinado objeto ou acontecimento apresentam um comportamento positivo em relação a ele. Heider (1944) acreditava que a compreensão das cognições ou crenças das pessoas sobre as relações forneceria a chave para a compreensão do comportamento social; e que, de acordo com a teoria de Heider, existe uma forte tendência para as pessoas preferirem que as suas atitudes sejam congruentes umas com as outras. De acordo com Heider, quando as nossas atitudes não coincidem, ocorre um desequilíbrio cognitivo, criando tensão e um certo grau de stress. As atitudes desequilibradas também nos deixam com sentimentos desconfortáveis de tensão, pelo que nos esforçamos por equilibrá-las de alguma forma. Em geral, procuramos um equilíbrio cognitivo entre as nossas diferentes atitudes. A maioria das teorias modernas concorda que a atitude é representada na memória e que a acessibilidade de uma atitude é um fator que pode exercer uma forte influência no comportamento (Gross e Paget H, 2000).

1.1.1.4 Alterar a definição

As atitudes podem ser alteradas através da persuasão, pelo que devemos entender a mudança de atitude como uma resposta à comunicação. A investigação experimental sobre os factores que podem influenciar o poder de persuasão de uma mensagem inclui:

1. Características do alvo: Estas características estão relacionadas com a pessoa que recebe e processa uma mensagem. Uma dessas características é a inteligência - parece que as pessoas mais inteligentes são menos facilmente persuadidas por mensagens unilaterais. Outra variável que tem sido estudada nesta categoria é a autoestima. Embora, por vezes, se parta do princípio de que as pessoas com uma autoestima mais elevada são menos facilmente persuadidas, existem algumas provas de que a relação entre a autoestima e a capacidade de persuasão é, na realidade, curvilínea, sendo as pessoas com uma autoestima média mais fáceis de persuadir do que as que têm uma autoestima elevada ou baixa. O estado mental e o humor do alvo também desempenham um papel neste processo (Breckler e Wiggins, 1992).

2. Características da fonte: As características mais importantes da fonte são a competência, a fiabilidade e o apelo ou atrativo interpessoal. A credibilidade de uma mensagem percebida tem-se revelado uma variável-chave neste domínio; alguém que leia um relatório sobre saúde e acredite que provém de uma revista médica pode ser mais facilmente persuadido do que alguém que acredite que provém de um jornal popular. Hovland e Weiss (1951) descobriram que o efeito da afirmação de que uma mensagem provém de uma fonte credível desaparece ao fim de algumas semanas (o chamado "efeito de adormecimento"). A existência ou não de um efeito "dorminhoco" é controversa. Presume-se que a probabilidade de um efeito de adormecimento é menor se as pessoas forem informadas sobre a fonte de uma mensagem antes de a ouvirem do que se ouvirem uma mensagem e depois descobrirem a fonte.

3. Características da mensagem: A natureza da mensagem desempenha um papel importante na persuasão.

Por vezes, é útil apresentar os dois lados de uma história para mudar as atitudes.

Vias cognitivas: Uma mensagem pode apelar ao juízo cognitivo de uma pessoa para mudar uma atitude. Na via central da persuasão, os dados são apresentados ao indivíduo e este é motivado a avaliar os dados e a chegar a uma conclusão que lhe permita mudar de atitude. Na via periférica da mudança de atitude, o indivíduo é encorajado a prestar atenção à fonte e não ao conteúdo. Isto é frequentemente visto na publicidade moderna que apresenta celebridades. Nalguns casos, recorre-se a profissionais de saúde, médicos ou especialistas. Noutros casos, são utilizadas estrelas de cinema devido à sua atratividade (Eagly e Chaiken, 1995).

2.2.4 Prática

O processo de praticar repetidamente um comportamento ou realizar uma atividade vezes sem conta, a fim de o melhorar ou dominar, como no ditado "a prática leva à perfeição". A prática é simplesmente o reforço de acções destinadas a alcançar um ou mais resultados; acredita-se que, ao melhorar o tipo de prática que se realiza, é possível alcançar resultados mais rapidamente.

Roberto Moretti identificou cinco processos-chave que constituem uma prática eficiente, nomeadamente

- Identificação - tomar consciência do que se está a praticar para garantir que se sabe como fazê-lo na perfeição.
- Isolamento - selecionar e concentrar-se em algo que tenha a dimensão certa para o seu foco, de modo a processá-lo e executá-lo com um elevado grau de perfeição.

- Reforço - a repetição consistente e contínua da ação previamente escolhida para que esta se torne autónoma.
- Integração - praticar acções interligadas, quer sequencialmente quer em conjunto, para construir e praticar acções ou sequências de acções mais complexas.
- Escalonamento - seleção consistente de novo material de prática que se alinhe com os objectivos de aquisição de competências quando o material anterior é dominado.

2.2.5 Gripe suína

A pandemia de gripe de 2009 é um surto global de uma nova estirpe do vírus da gripe H1N1, frequentemente designada por "gripe suína". Embora o vírus, que foi descoberto pela primeira vez em abril de 2009, contenha uma combinação de genes de vírus da gripe suína, aviária e humana, não pode ser transmitido através do consumo de carne de porco ou de produtos à base de carne de porco (CDC, 2010).

O surto do vírus começou no estado do México, com provas que sugerem que a epidemia já estava a decorrer há meses antes de ser oficialmente reconhecida como tal. O governo mexicano encerrou a maior parte dos estabelecimentos públicos e privados na Cidade do México, numa tentativa de conter a propagação do vírus. A Organização Mundial de Saúde (OMS) e os Centros de Controlo de Doenças (CDC) dos EUA deixaram de contar os casos e declararam o surto como pandemia em junho (Chan e Margaret, 2009).

Embora a maioria das pessoas tenha apenas sintomas ligeiros, há algumas que têm sintomas mais graves. Os sintomas ligeiros incluem febre, dor de garganta, tosse, dores de cabeça, dores musculares ou nas articulações, náuseas, vómitos ou diarreia. As pessoas em risco de infeção mais grave incluem asmáticos, diabéticos, pessoas com obesidade, doenças cardíacas, pessoas imunocomprometidas, crianças com perturbações do desenvolvimento neurológico e mulheres grávidas (CDC's Diabetes Programme, 2009). Além disso, uma pequena percentagem de doentes, mesmo aqueles que anteriormente eram muito saudáveis, desenvolvem pneumonia viral ou síndrome de dificuldade respiratória aguda. Esta síndrome caracteriza-se por dificuldades respiratórias acrescidas e ocorre normalmente 3 a 6 dias após o aparecimento dos primeiros sintomas de gripe. À semelhança de outros vírus da gripe, o vírus pandémico H1N1 é geralmente transmitido de pessoa para pessoa através de infeção por gotículas (OMS, 2009).

2.2.5.1 Classificação

Três gerações de vírus da gripe causam a gripe humana. Duas delas também causam a gripe nos suínos, sendo a gripe A comum nos suínos e a gripe C rara. A Influnza B ainda não foi observada em suínos. Na Influnza A e na Influnza C, as estirpes que ocorrem nos suínos e nos seres humanos são muito diferentes. Devido ao rearranjo, ocorreu uma transferência de genes entre as estirpes, que ultrapassou as fronteiras entre as espécies suína, aviária e humana (Heinen, 2003).

Influnza C

Os vírus da Influnza C infectam tanto os seres humanos como os suínos, mas não as aves. No passado, ocorreu a transmissão entre porcos e humanos. Por exemplo, a gripe C causou pequenos surtos de uma forma ligeira de gripe em crianças no Japão e na Califórnia. Devido à gama limitada de hospedeiros e à falta de diversidade genética da gripe C, esta forma de gripe não causa pandemias em seres humanos (Bouvier & Palese, 2008).

Influnza A

Sabe-se que a gripe suína é causada pelos subtipos de gripe A H1N1, H1N2, H2N3, H3N1 e H3N2. Nos suínos, três subtipos do vírus da gripe A (H1N1, H1N2 e H3N2) são as estirpes mais comuns em todo o mundo. Nos Estados Unidos, antes de 1998, apenas o subtipo H1N1 era predominante nas populações de suínos; no entanto, desde finais de agosto de 1998, os subtipos H3N2 foram também isolados de suínos. A partir de 2004, os isolados do vírus H3N2 nas populações de suínos e perus dos EUA eram triplos rearranjos que continham genes das linhagens humana (HA, NA e PB1), suína (NS, NP e M) e aviária (PB2 e PA) (Kothalawala etal, 2006).

2.2.5.2 História da peste suína

A gripe nos suínos foi sugerida pela primeira vez como uma doença relacionada com a gripe nos humanos durante a pandemia de gripe de 1918, quando os suínos adoeceram ao mesmo tempo que os humanos. A primeira identificação de um vírus da gripe como causa de doença em suínos ocorreu cerca de dez anos mais tarde, em 1930. Durante os 60 anos seguintes, as estirpes de gripe em suínos foram quase exclusivamente H1N1. Depois, entre 1997 e 2002, surgiram novas estirpes de três subtipos diferentes e cinco genótipos diferentes como causas da gripe suína na América do Norte. Em 1997-1998, surgiram as estirpes H3N2. Estas estirpes, que contêm genes derivados de rearranjos de vírus humanos, suínos e aviários, tornaram-se uma das principais causas da gripe suína na América do Norte. O rearranjo entre o H1N1 e o H3N2 deu origem ao H1N2. Em 1999, no Canadá, uma estirpe H4N6 atravessou a barreira das espécies, das aves para os suínos, mas foi contida numa única exploração (Olsen, 2002).

A forma H1N1 da gripe suína é uma das descendentes da estirpe que causou a pandemia de gripe de 1918. Os descendentes do vírus de 1918 não só sobreviveram nos porcos, como também circularam nos seres humanos no século XX e contribuíram para as epidemias normais de gripe sazonal. No entanto, a transmissão direta de suínos para seres humanos é rara, com apenas 12 casos notificados nos EUA desde 2005. No entanto, a persistência de estirpes de gripe nos suínos depois de estas estirpes terem desaparecido da população humana poderia fazer dos suínos um reservatório no qual os vírus da gripe poderiam persistir e, mais tarde, reemergir para infetar os seres humanos, quando a imunidade humana a estas estirpes tivesse diminuído (Taubenberger e Morens, 2006).

A gripe suína já ocorreu várias vezes como zoonose nos seres humanos, geralmente com uma distribuição limitada e raramente generalizada. Os surtos em suínos são comuns e causam perdas económicas significativas à indústria, principalmente devido ao atraso de crescimento e ao prolongamento do tempo de comercialização. Por exemplo, esta doença custa ao sector da carne do Reino Unido cerca de 65 milhões de libras por ano (Kay etal 1994).

2.2.5.3 A pandemia de 1918 nos seres humanos

A pandemia de gripe de 1918 foi associada à ocorrência de H1N1 e de gripe em suínos, o que poderia indicar uma zoonose, quer de suínos para humanos, quer de humanos para suínos. Embora não se saiba ao certo de que forma o vírus foi transmitido, existem algumas provas que sugerem que, neste caso, os porcos apanharam a doença dos humanos. Por exemplo, a gripe suína só foi descoberta como uma nova doença em suínos em 1918, após os primeiros grandes surtos de gripe em humanos. Embora uma análise filogenética recente de estirpes de gripe mais recentes em seres humanos, aves e suínos sugira que o surto de 1918 em seres humanos se deveu a um evento de rearranjo num mamífero, a origem exacta da estirpe de 1918 continua por esclarecer. Estima-se que entre 50 e 100 milhões de pessoas tenham morrido em todo o mundo (Vana e Westover, 2008).

2.2.5.4 O surto de 1976 nos EUA

Em 5 de fevereiro de 1976, um recruta do exército em Fort Dix, nos Estados Unidos, disse que se sentia cansado e fraco. Morreu no dia seguinte e quatro dos seus colegas soldados foram posteriormente hospitalizados. Duas semanas após a sua morte, as autoridades sanitárias anunciaram que a causa da morte era uma nova estirpe de gripe suína. A estirpe, uma variante da H1N1, é conhecida como A/New Jersey/1976 (H1N1). Só foi detectada de 19 de janeiro a 9 de fevereiro e não se propagou para além de Fort Dix (Gaydos et al., 2006).

Esta nova estirpe parecia estar estreitamente relacionada com a estirpe envolvida na pandemia de gripe de 1918. Além disso, o aumento da vigilância que se seguiu descobriu outra estirpe que circulava nos EUA: A/Victoria/75 (H3N2) espalhou-se simultaneamente, causando também doença, e persistiu até março. Alarmados, os responsáveis pela saúde pública decidiram que era necessário tomar medidas para evitar outra grande pandemia e apelaram ao Presidente Gerald Ford para que vacinasse todas as pessoas nos EUA contra a doença (Schmeck e Harold, 1976).

O programa de vacinação foi afetado por atrasos e problemas de relações públicas. As vacinações começaram em outubro de 1976 e três idosos morreram pouco depois de terem sido injetados. Este facto provocou a indignação dos meios de comunicação social, que associaram estas mortes à vacinação, apesar de não existirem provas de que a vacina fosse a causa. De acordo com o jornalista científico Patrick Di Justo, no entanto, já era demasiado tarde quando se soube que as mortes não estavam comprovadamente ligadas à vacina. "O governo há muito que temia um pânico em massa por causa da gripe suína, agora temia um pânico em massa por causa da vacina contra a gripe suína". Este foi um grande revés para o programa (Richard et al., 1978).

Houve relatos de síndrome de Guillain-Barré, uma doença neuromuscular paralisante que afectou algumas pessoas que foram vacinadas contra a gripe suína. Embora ainda não seja claro se existe uma ligação, esta síndrome pode ser um efeito secundário raro das vacinas Influnza. A população recusou-se a confiar num programa de saúde gerido pelo governo que estava a matar idosos e a incapacitar os jovens", escreve Di Justo. Um total de 48 161 019 americanos, ou seja, pouco mais de 22% da população, tinha sido vacinado quando o Programa Nacional de Imunização contra a Gripe (NIIP) foi finalmente interrompido em 16 de dezembro de 1976 (Retailliau et al, 1980).

Um total de 1098 casos de síndrome de Guillain-Barré (SGB) foram registados a nível nacional pela vigilância do CDC, dos quais 532 ocorreram após a vacinação e 543 antes da vacinação. Todos os anos, registam-se cerca de um a dois casos de SGB por cada 100 000 pessoas, independentemente de terem sido vacinadas ou não. O programa de vacinação parece ter aumentado este risco normal de desenvolver SGB em cerca de um caso adicional por cada 100.000 vacinações. O CDC afirma que a maioria dos estudos sobre as vacinas modernas contra a gripe não encontrou qualquer associação com a SGB, embora uma revisão tenha registado uma incidência de cerca de um caso por milhão de vacinações (Schonberger et al., 1979).

2.2.5.5 A zoonose de 1988

Em setembro de 1988, um vírus da gripe suína matou uma mulher e infectou outras. Barbara Ann Wieners, de 32 anos, estava grávida de oito meses quando ela e o marido, Ed, adoeceram depois de visitarem o estábulo dos porcos numa feira municipal em Walworth County, Wisconsin. Barbara morreu oito dias depois de pneumonia. O único agente patogénico identificado foi uma estirpe H1N1 do vírus da gripe suína. Os médicos conseguiram induzir o parto e dar à luz uma filha saudável antes de ela morrer. O marido recuperou dos sintomas.

A doença do tipo gripal (ILI) foi declaradamente generalizada entre os suínos expostos na feira. Dos 25 suínos com idades compreendidas entre os 9 e os 19 anos expostos na feira, 19 apresentaram resultados positivos para anticorpos contra o SIV, mas não foram detectadas doenças graves. O vírus conseguiu propagar-se de pessoa para pessoa, uma vez que 1-3 profissionais de saúde que tinham cuidado da mulher grávida desenvolveram doenças ligeiras do tipo inflamação e os testes de anticorpos indicaram que tinham contraído gripe suína. No entanto, não se registou qualquer surto na população (Kimura, etal,1998).

2.2.5.6 O surto de peste suína nos EUA em 1998

Em 1998, a gripe suína foi detectada em suínos de quatro estados americanos. No espaço de um ano, o vírus tinha-se espalhado pelas populações de suínos em todos os Estados Unidos. Os cientistas descobriram que este vírus tinha surgido nos porcos como uma forma recombinante de estirpes de gripe das aves e dos seres humanos. Este surto confirmou que os porcos podem servir de cadinho no qual surgem novos vírus da gripe através da recombinação de genes de diferentes estirpes. Os componentes genéticos destas manchas de híbridos triplos de 1998 formaram mais tarde seis dos oito segmentos de genes virais do surto de gripe de 2009 (Stephanie, 2009).

2.2.5.7 O surto de 2009 em humanos

No final de abril de 2009, Margaret Chan, Directora-Geral da Organização Mundial de Saúde (OMS), declarou uma "emergência sanitária internacional" ao abrigo das regras do novo Regulamento Sanitário Internacional da OMS, quando os dois primeiros casos do vírus H1N1 foram notificados nos Estados Unidos, seguidos de centenas de casos no México (CDC, 2009).

A nova estirpe foi inicialmente descrita como uma recombinação aparente de, pelo menos, quatro estirpes do vírus da gripe A do subtipo H1N1, incluindo uma estirpe endémica para os seres humanos, uma estirpe endémica para as aves e duas estirpes endémicas para os suínos (Trifonov et al., 2009).

2.2.6 Transmissão

2.2.6.1 Transmissão em suínos

A gripe é bastante comum nos suínos, tendo cerca de metade dos suínos reprodutores nos EUA sido expostos ao vírus. Os anticorpos contra o vírus também são comuns em suínos noutros países. A principal via de transmissão é o contacto direto entre animais infectados e não infectados. Estes contactos estreitos são particularmente comuns durante o transporte dos animais. A criação intensiva pode também aumentar o risco de transmissão, uma vez que os suínos são mantidos muito próximos uns dos outros. A transmissão direta do vírus ocorre provavelmente através do contacto com o nariz dos suínos ou através de muco seco. A transmissão por via aérea, através de aerossóis produzidos por suínos que tossem ou espirram, é também uma importante via de infeção. Normalmente, o vírus propaga-se rapidamente através de uma manada e infecta todos os suínos em poucos dias. A transmissão também pode ocorrer através de animais selvagens, como o javali, que podem espalhar a doença entre explorações (Saenz et al., 2006).

2.2.6.2 Transferência para seres humanos

As pessoas que trabalham com aves de capoeira e suínos, especialmente as que estão expostas de forma intensiva, correm um risco acrescido de infeção zoonótica pelo vírus da gripe endémico nestes animais e constituem uma população de hospedeiros humanos em que pode ocorrer zoonose e rearranjo. A vacinação destes trabalhadores contra a gripe e a vigilância de novas estirpes de gripe nesta população podem, por conseguinte, constituir uma importante medida de saúde pública. A transmissão da gripe de suínos para pessoas que trabalham com suínos foi documentada num pequeno estudo de vigilância realizado na Universidade de Iowa em 2004. Este estudo, juntamente com outros, constitui a base para a recomendação de que as pessoas que trabalham com aves de capoeira e suínos devem ser objeto de uma maior vigilância da saúde pública. Outras profissões com risco particular de infeção são os veterinários e os trabalhadores do sector da transformação de carne, embora o risco de infeção para estes dois grupos seja inferior ao dos trabalhadores agrícolas (Gray e Kayali, 2009).

2.2.6.3 Interação com o H5N1 aviário em suínos

Os porcos são invulgares porque podem ser infectados com estirpes de Influnza que normalmente afectam três espécies diferentes: Porcos, aves e humanos. Este facto faz dos porcos um hospedeiro no qual os vírus da gripe podem trocar genes e dar origem a novas e perigosas estirpes. O vírus da gripe aviária H3N2 é endémico em suínos na China e foi detectado em suínos no Vietname, o que suscita receios quanto ao aparecimento de novas variantes. O H3N2 evoluiu a partir do H2N2 através de uma mudança antigénica. Em agosto de 2004, investigadores na China detectaram o H5N1 em suínos (Thacker e Janke, 2008).

2.2.7 Sinais e sintomas

A transmissão direta do vírus da gripe suína dos suínos para os seres humanos é ocasionalmente possível (a chamada gripe suína zoonótica). Desde o primeiro relato na literatura médica em 1958, foram registados 50 casos, resultando num total de seis mortes. Destas seis pessoas, uma estava grávida, uma tinha leucemia, uma tinha a doença de Hodgkin e duas eram reconhecidamente saudáveis. Apesar deste número aparentemente baixo de infecções, a taxa de infeção real pode ser mais elevada, uma vez que a maioria dos casos apenas causa uma doença muito ligeira e é pouco provável que seja notificada ou diagnosticada (Myers etal, 2007).

De acordo com os Centros de Controlo e Prevenção de Doenças (CDC), os sintomas do vírus H1N1 da "gripe suína" de 2009 nos seres humanos são semelhantes aos da gripe e das doenças semelhantes à gripe em geral. Os sintomas incluem febre, tosse, dores de garganta, dores no corpo, dores de cabeça, arrepios e fadiga. Durante o surto de 2009, observou-se um aumento da percentagem de doentes que referiram diarreia e vómitos. O vírus H1N1 de 2009 não é uma gripe suína zoonótica, uma vez que não é transmitido de porcos para humanos, mas sim de humanos para humanos.

Como esses sintomas não são específicos da gripe suína, um diagnóstico diferencial de provável gripe suína requer não apenas sintomas, mas também uma alta probabilidade de gripe suína com base no histórico recente da pessoa. Por exemplo, durante o surto de gripe suína de 2009 nos Estados Unidos, o CDC aconselhou os médicos a "considerarem a infeção por gripe suína no diagnóstico diferencial de pacientes com doença respiratória febril aguda que tenham tido contacto com pessoas com gripe suína confirmada ou que tenham estado num dos cinco estados dos EUA que notificaram casos de gripe suína ou no México nos sete dias anteriores ao início da doença". É necessária a análise laboratorial de uma amostra respiratória (uma simples zaragatoa do nariz e da garganta) para o diagnóstico da gripe suína confirmada (CDC, 2009).

2.2.8 Diagnóstico

O CDC recomenda a RT-PCR em tempo real como o método de eleição para o diagnóstico do H1N1. Este método permite o diagnóstico específico da nova gripe (H1N1) em oposição à gripe sazonal. Estão a ser desenvolvidos testes para cuidados próximos dos doentes.

2.2.9 Prevenção

2.2.9.1 Prevenção da transmissão de pessoa a pessoa:

A gripe transmite-se de pessoa para pessoa quando as pessoas infectadas tossem ou espirram, respiram o vírus ou tocam em algo com o vírus e depois tocam no seu próprio rosto. "Evite tocar nos seus olhos, nariz ou boca. É assim que os germes se propagam". A gripe suína não pode ser transmitida através de produtos à base de carne de porco, uma vez que o vírus não se transmite através dos alimentos. A gripe suína é mais contagiosa nos seres humanos durante os primeiros cinco dias da doença, embora algumas pessoas, especialmente as crianças, possam permanecer contagiosas até dez dias. O diagnóstico pode ser efectuado através do envio de uma amostra colhida nos primeiros cinco dias para análise. A imagem térmica pode ser utilizada para detetar uma temperatura corporal elevada, um dos sinais do vírus H1N1 (gripe suína). As recomendações para evitar a propagação do vírus entre as pessoas incluem a utilização de medidas normais de controlo de infecções contra a gripe. Estas incluem a lavagem frequente das mãos com água e sabão ou com um desinfetante à base de álcool, especialmente depois de passar algum tempo em público. A probabilidade de transmissão é também reduzida através da desinfeção das superfícies em casa, o que pode ser feito eficazmente com lixívia diluída em cloro.

Os especialistas concordam que a lavagem das mãos pode ajudar a prevenir infecções virais, incluindo a gripe comum e a gripe suína. Tocar nos olhos, nariz e boca com as mãos também ajuda a prevenir a gripe. A gripe pode ser transmitida através da tosse ou espirros, mas há cada vez mais provas de que pequenas gotículas contendo o vírus podem permanecer em mesas, telefones e outras superfícies e ser transferidas para os olhos, nariz ou boca através dos dedos. Os desinfectantes para as mãos à base de álcool (gel ou espuma) são bons para matar vírus e bactérias. Qualquer pessoa que apresente sintomas semelhantes aos da gripe, como febre súbita, tosse ou dores musculares, deve afastar-se do trabalho ou dos transportes públicos e procurar aconselhamento médico.

O distanciamento social é outra tática. Significa ficar longe de outras pessoas que possam estar infectadas e pode incluir evitar grandes reuniões, manter a distância no trabalho ou talvez ficar em casa e retirar-se se uma infeção se espalhar numa comunidade. As autoridades de saúde pública e outras autoridades relevantes têm planos de ação que podem exigir ou obrigar a medidas de distanciamento social, dependendo da gravidade do surto (CDC, 2009).

2.2.10 Tratamento

Se uma pessoa adoecer com gripe A, a medicação antiviral pode aliviar o curso da doença e garantir que o doente melhora mais rapidamente. Podem também prevenir complicações graves da gripe. Os medicamentos antivirais funcionam melhor se forem utilizados logo após a doença (no prazo de 2 dias após o início dos sintomas). Para além do tratamento antiviral, os cuidados de apoio em casa ou no hospital centram-se no controlo da febre, no alívio da dor e na manutenção do equilíbrio de fluidos, bem como na identificação e tratamento de infecções secundárias ou outros problemas médicos. Os Centros de Controlo e Prevenção de Doenças dos EUA recomendam a utilização de Tamiflu (oseltamivir) ou Relenz (zanamivir) para tratar e/ou prevenir a infeção pelo vírus da gripe suína; no entanto, a maioria das pessoas infectadas com o vírus recupera completamente sem necessidade de cuidados médicos ou medicamentos antivirais. Os vírus isolados do surto de 2009 demonstraram ser resistentes à amantadina e à rimantadina (FDA, 2009).

2.2.11 Vacinação

Existem vacinas contra diferentes tipos de gripe suína. A Food and Drug Administration (FDA) dos EUA aprovou a nova vacina contra a gripe suína para utilização nos Estados Unidos em 15 de setembro de 2009. Estudos efectuados pelo National Institutes of Health (NIH) mostram que uma dose única produz anticorpos suficientes para proteger contra o vírus em cerca de 10 dias.

A melhor forma de prevenir a nova gripe suína H1N1 seria a mesma que para outras infecções de gripe, nomeadamente a vacinação. O CDC fez várias recomendações de vacinação com base em quem deve receber as primeiras doses assim que a vacina estiver disponível (para proteger as populações mais vulneráveis), bem como em diferentes grupos etários. O CDC baseia as suas recomendações em dados de ensaios de vacinas e relatórios de infeção recolhidos nos últimos meses. As actuais recomendações de vacinação do CDC (outubro de 2009) indicam que os seguintes grupos devem ser vacinados assim que a vacina estiver disponível: mulheres grávidas, pessoas que vivem com ou cuidam de crianças com menos de 6 meses de idade, profissionais de saúde e pessoal dos serviços de emergência médica, pessoas dos 6 meses aos 24 anos de idade e pessoas dos 25 aos 64 anos de idade que estão em maior risco devido a doenças crónicas como a asma, a diabetes ou um sistema imunitário enfraquecido.

Atualmente, o CDC afirma que as pessoas com 10 anos de idade ou mais provavelmente só precisam de uma única vacinação para se protegerem contra a nova gripe suína H1N1 e espera que estas vacinas sejam eficazes em cerca de 76% das pessoas que são vacinadas. Novos dados de estudos sobre vacinas mostram que os adultos saudáveis desenvolvem anticorpos protectores em cerca de 98% das pessoas no prazo de 21 dias. Infelizmente, a vacinação não é tão eficaz em crianças com idades compreendidas entre os 6 meses e os 9 anos como é em crianças mais velhas e adultos. Por conseguinte, o CDC recomenda atualmente que as crianças dos 6 meses aos 9 anos de idade recebam duas doses da nova vacina contra o H1N1, com a segunda dose 21 dias após a primeira.

Recomenda-se vivamente às mulheres grávidas que se vacinem conforme descrito acima. Embora algumas preparações de vacinas (frascos multidose) contenham pequenas quantidades do conservante timerosal (um conservante que contém mercúrio), o CDC continua a considerar a vacina segura para o feto e para a mãe. No entanto, algumas preparações de vacinas em frascos de dose única não contêm o conservante timerosal, pelo que as grávidas que tenham preocupações com o timerosal podem receber estas preparações de vacinas, se estiverem disponíveis.

Um tipo diferente de vacina (atualmente denominada Influnza A [H1N1] 2009 Monovalent Live Vaccine, Intranasal) está disponível desde a primeira semana de outubro de 2009. Trata-se de uma nova vacina viva atenuada contra o H1N1 que não contém timerosal, é fabricada pela Med Immune e é pulverizada no nariz. Esta vacina só é adequada para pessoas saudáveis com idades compreendidas entre os 2 e os 49 anos, e alguns dados sugerem que produz uma resposta imunitária menos eficaz em adultos do que a vacina injetável. O esquema de dosagem é o seguinte:

As crianças com idades compreendidas entre os 2 e os 9 anos devem receber duas doses (0,1 ml em cada narina; um total de 0,2 ml por dose), devendo a segunda dose ser administrada da mesma forma aproximadamente um mês após a primeira dose. Crianças, adolescentes e adultos com idades compreendidas entre os 10 e os 49 anos devem receber uma dose (0,1 ml em cada narina; total de 0,2 ml por dose)

Ocasionalmente, o CDC faz alterações e actualiza as suas informações sobre vacinas e outras recomendações para a atual pandemia de gripe.

De acordo com o CDC, uma boa forma de prevenir a gripe é evitar o contacto com o vírus. Para tal, é necessário lavar as mãos com frequência, evitar tocar com as mãos no rosto (especialmente no nariz e na boca) e evitar estar perto ou tocar em pessoas que apresentem sintomas de gripe. Uma vez que o vírus pode permanecer viável e infecioso em muitas superfícies durante cerca de 48 horas, recomenda-se também uma boa higiene e limpeza com água e sabão ou desinfetante para as mãos à base de álcool. Alguns médicos acreditam que as máscaras faciais podem ajudar a prevenir a infeção pelo vírus da gripe através do ar (por exemplo, através da tosse ou espirros), enquanto outros acreditam que as máscaras são melhor utilizadas para as pessoas que têm sintomas e estão a espirrar ou a tossir. O Tamiflu ou o Relenza podem ajudar a prevenir a gripe se forem tomados antes do início dos sintomas ou a aliviar os sintomas se forem tomados nas 48 horas seguintes ao início dos sintomas. Alguns investigadores são da opinião de que a administração destes medicamentos ainda é útil após 48 horas, especialmente em doentes de alto risco. No entanto, a toma destes medicamentos não é recomendada por rotina para a prevenção da população saudável, porque os investigadores suspeitam que, tal como acontece com a maioria dos medicamentos, as estirpes de gripe desenvolvem resistência a estes medicamentos. Recentemente, o CDC fez mais sugestões para a utilização destes medicamentos antivirais. O Dr. Schuchat, um funcionário do CDC, salientou que foram propostas três alterações às directrizes provisórias para a utilização do Tamiflu e do Relenza (8 de setembro de 2009):

1. Os doentes com factores de risco devem discutir os sintomas da gripe e saber quando devem tomar medicamentos antivirais. Os médicos devem passar uma receita para a medicação antiviral que o doente pode tomar se for exposto à gripe ou desenvolver sintomas semelhantes aos da gripe sem ter de consultar o médico.

2. Em resposta à toma de medicação antiviral, foi acrescentada a expressão "watchful waiting", que sublinha que as pessoas que desenvolvem febre e têm uma doença pré-existente devem começar a tomar medicação antiviral.

3. Os medicamentos antivirais são o tratamento de primeira linha para a nova gripe suína H1N1, e a maioria dos casos de gripe actuais são novos casos de H1N1 que, até agora, responderam à gripe Tami e ao Relenza. Em geral, as medidas preventivas para impedir a propagação da gripe são frequentemente adoptadas por quem tem sintomas. As pessoas com sintomas devem ficar em casa, evitar aglomerações e afastar-se do trabalho ou da escola até que a doença deixe de ser transmissível (cerca de duas a três semanas) ou até que se procure ajuda e aconselhamento médico. Os espirros, a tosse e as secreções nasais devem ser mantidos afastados das outras pessoas; a utilização de lenços de papel e a sua eliminação ajudarão os outros. Normalmente, não é necessário colocar os doentes em quarentena, mas essas medidas dependem da gravidade da doença. O CDC recomenda que as pessoas que aparentam ter uma doença semelhante à gripe quando chegam ao trabalho ou à escola, ou que adoecem durante o dia, devem ser imediatamente separadas das outras e ir para casa até deixarem de ter febre (37,8 C ou superior) ou sinais de febre durante pelo menos 24 horas sem tomar medicação antipirética. Com a nova gripe suína H1N1, são necessários cerca de sete a dez dias para que a febre pare. No entanto, novos dados de investigação sugerem que se espere até que a tosse passe, uma vez que muitas pessoas continuam infecciosas uma semana depois de a febre ter passado (www.medicinenet.com, 2009).

2.3 Revisão dos estudos

2.3.1 Os estudos analisam os conhecimentos, as atitudes e as práticas em relação à gripe pandémica

Estudo dos conhecimentos, atitudes e práticas sobre a pandemia de gripe entre os casos, os contactos próximos e o pessoal médico na Singapura tropical: um inquérito transversal para determinar as diferenças nos conhecimentos, atitudes e práticas entre as coortes. Foi realizado um inquérito transversal sobre conhecimentos, atitudes e práticas entre o pessoal militar de Singapura em 2009, envolvendo 3054 membros de quatro grupos de exposição: casos de H1N1-2009 confirmados em laboratório, contactos próximos de casos, pessoal médico e pessoal geral. Os resultados mostram que 1063 (34,8%) participantes responderam. A idade média era de 21,4 anos. Os contactos próximos obtiveram a pontuação mais elevada em termos de conhecimentos (71,7%), enquanto os casos obtiveram a pontuação mais elevada em termos de prática (58,8%). Verificou-se uma forte correlação entre as pontuações de conhecimentos e práticas e as pontuações de conhecimentos e atitudes. Os preditores significativos de pontuações de prática mais elevadas foram pontuações de conhecimento mais elevadas. Um preditor significativo de pontuações mais elevadas de conhecimentos foi ser uma pessoa de contacto. Conclui-se que os conhecimentos têm um impacto significativo nas atitudes e práticas durante uma pandemia e que a experiência pessoal influencia o comportamento prático. Devem ser envidados esforços no sentido de educar a população em geral para melhorar as práticas durante a atual pandemia, bem como em futuras epidemias (Yap et al., 2010).

Um estudo sobre o conhecimento, a atitude e a prática da prevenção da pandemia de H1N1 na Tailândia investigou o conhecimento, a atitude e a prática da população sobre a prevenção da gripe A (H1N1), o uso de máscaras e a sua associação. Métodos: Foi realizado um estudo analítico transversal em 159 pacientes ambulatórios e respectivos familiares com idades compreendidas entre os 17 e os 80 anos que frequentavam o Departamento de Medicina Familiar em Banguecoque, na Tailândia. A recolha de dados foi realizada ao longo de um período de cinco meses, utilizando questionários auto-relatados, observação direta e entrevistas aprofundadas em grupos seleccionados de idade e sexo. Resultados: Cerca de dois terços dos indivíduos apresentavam baixos níveis de conhecimentos. Em contrapartida, a maioria dos sujeitos tinha pontuações elevadas de atitude e prática (98,7% e 76%, respetivamente). Durante a observação direta, 39 dos 44 sujeitos (88,64%) mostraram que usavam a máscara corretamente. A análise da entrevista aprofundada revelou que a baixa sensibilização estava relacionada com a incompreensão da transmissão da doença e com o facto de os inquiridos não terem familiares ou vizinhos infectados. Não se registou uma correlação estatisticamente significativa entre conhecimentos e práticas e atitudes e práticas. No entanto, o nível de educação foi estatisticamente significativo em relação ao conhecimento sobre a prevenção de doenças: a educação sanitária adequada e a comunicação pública dos riscos devem ser consideradas para criar uma melhor compreensão e manter uma boa sensibilização e prática. A realização de mais estudos sobre os factores importantes e as estratégias de comunicação adequadas seria muito útil para a prevenção e o controlo de outras doenças emergentes no futuro (Apichaya et al., 2010).

2.3.2 Estudos sobre conhecimentos, atitudes e práticas relativamente à vacinação contra a gripe

Foi realizado um inquérito transversal para investigar os conhecimentos, atitudes e práticas (CAP) relativamente à vacinação contra a gripe sazonal entre os viajantes europeus para destinos com recursos limitados. Métodos: Os questionários foram distribuídos na sala de espera aos visitantes do Centro de Saúde do Viajante da Universidade de Zurique em 2009. Resultados: Com uma taxa de resposta de 96,6%, foram incluídas 906 pessoas, das quais 92,5% forneceram informações completas. A taxa de cobertura da vacinação contra a gripe sazonal foi de 13,7%. Apenas 14,2% dos participantes tinham sido vacinados contra a gripe pandémica A/H1N1, tendo a maioria deles recebido vacinas sazonais e pandémicas ao mesmo tempo. Razões profissionais (44, 37%), a vacinação contra a gripe recomendada pelo médico de família (327, 37,7%), viajar para regiões com um risco elevado conhecido de gripe (305, 35,1%) e a vacinação contra a gripe exigida por razões profissionais (26,8%) foram as razões mais frequentemente citadas para a vacinação contra a gripe. Conclusão: A perceção do risco e a cobertura da vacinação contra a gripe sazonal e pandémica foi muito baixa entre os viajantes para destinos com recursos limitados, em comparação com os grupos de risco tradicionais. O acesso mais precoce à vacinação contra a gripe facilitou significativamente a vacinação no ano seguinte. As estratégias de informação sobre a gripe devem ser intensificadas e envolver os profissionais de saúde, por exemplo, os médicos de clínica geral, os profissionais de saúde no sector das viagens e as empresas (Pfeil et al., 2010).

Num estudo sobre os factores que aumentam a cobertura da vacinação contra a gripe entre os profissionais de saúde em lares de idosos, foi demonstrado que, apesar da recomendação de vacinação contra a gripe, a cobertura da vacinação entre os profissionais de saúde continua a ser baixa. Até à data, a investigação sobre os factores determinantes da vacinação contra a gripe entre os profissionais de saúde tem sido limitada devido ao desenho, à população ou ao enquadramento teórico. Por conseguinte, realizámos um estudo por questionário em lares de idosos holandeses para determinar quais os factores demográficos, comportamentais e organizacionais que estão associados à vacinação dos profissionais de saúde contra a gripe. Com base num modelo de previsão de 13 itens, incluindo dois factores demográficos, nove comportamentais e dois determinantes organizacionais, desenvolvido com dados de 1 125 inquiridos (taxa de resposta de 60%), conseguimos prever com precisão a adesão à vacina. Para aumentar ainda mais a adoção de vacinas contra a gripe, os programas de implementação devem visar estes determinantes (Looijmans et al., 2010).

Num estudo sobre a cobertura da vacinação contra a gripe entre os adultos mais velhos e os factores associados à utilização da vacina, foi realizada uma análise secundária do Canadian Study of Health and Aging (Estudo Canadiano sobre Saúde e Envelhecimento) para determinar quais os segmentos da população mais velha que poderiam ser visados para aumentar a cobertura dos programas de vacinação contra a gripe. Métodos: O Estudo Canadiano de Saúde e Envelhecimento é um estudo de coorte nacional de base populacional de 10263 adultos mais velhos (> 65 anos) de 1991. Os dados utilizados foram os dos 5007 participantes do CSHA que vivem na comunidade, sem demência, para os quais o estado de vacinação contra a gripe é conhecido por auto-relato. Resultados: Dos 5007 inquiridos, 55,2% referiram ter recebido uma vacina contra a gripe nos últimos 2 anos. Os factores preditivos mais importantes para a vacinação contra a gripe incluíam: ser casado (52,6%), ter formação superior (11%), fumar (57,1%), consumir álcool (57,9%), praticar exercício físico regularmente (56,8%) e viver na cidade (55,8%). Os factores que mantiveram a significância numa análise multivariada foram a idade mais avançada, o ensino superior, ser casado, o consumo de álcool, o tabagismo, a prática regular de exercício físico e a maior comorbilidade. Conclusões: A taxa de vacinação nesta amostra onde a vacinação contra a gripe está indicada foi baixa (55,2%). Mesmo num sistema de saúde de gestão pública, a vacinação contra a gripe não atingiu uma grande proporção da população idosa. Ainda está por determinar se estas diferenças se devem à preferência dos doentes ou ao acesso à imunização (Andrew et al., 2004).

Foi realizado um estudo sobre os factores que afectam a adesão do pessoal de saúde à vacina contra a gripe, a fim de avaliar os factores pessoais e organizacionais associados à adesão do pessoal de saúde à vacina contra a gripe. Métodos: Um inquérito transversal a todos os trabalhadores do sector dos cuidados de saúde e da assistência social na Irlanda do Norte e um estudo de grupo paralelo ao pessoal de enfermagem que presta cuidados a idosos, utilizando questionários auto-preenchidos. Resultados: Dos 203 enfermeiros que trabalham em cuidados a idosos, 37% foram vacinados e 63% recusaram a vacinação. Quase 70% dos enfermeiros não vacinados consideravam-se "saudáveis" e deram esta razão para recusar a vacinação. A probabilidade de serem vacinados aumentou quatro vezes se os enfermeiros considerassem que havia um benefício para os profissionais de saúde saudáveis, três vezes se considerassem que estavam em risco de apanhar gripe e nove vezes se tivessem sido vacinados por recomendação do serviço de saúde ocupacional. Quinze serviços de medicina do trabalho participaram num inquérito aos profissionais de saúde no momento da vacinação. Cinco mil duzentos e trinta dos profissionais de saúde foram vacinados. Conclusão: A adesão à vacinação contra a gripe é baixa. As atitudes em relação à saúde pessoal e o valor da vacinação contra a gripe influenciam a adesão, tal como a implementação do programa de vacinação (O'Reilly et al., 2001).

Um estudo sobre conhecimentos, atitudes e práticas na prestação de serviços de imunização em Guangxi e Gansu. China, com o objetivo de obter informações de base para um programa de educação para a saúde. Métodos: Foram realizados inquéritos KAP em 12 municípios seleccionados aleatoriamente nas províncias de Guangxi e Gansu, onde são prestados serviços de imunização de alta e baixa qualidade. Os prestadores de cuidados de 2520 crianças nascidas em 1995 e 637 prestadores de serviços de vacinação foram seleccionados utilizando o princípio da probabilidade proporcional ao tamanho. Resultados: Os conhecimentos dos pais sobre imunização estavam positivamente relacionados com as atitudes e práticas de imunização. A cobertura da vacinação foi de 89,3% nas zonas de elevada cobertura e de 63,8% nas zonas de baixa cobertura. A baixa cobertura de imunização estava relacionada com o número de vacinações por ano, as taxas de vacinação e os regimes de seguro de saúde para vacinação. Conclusões: A cobertura de imunização pode ser melhorada garantindo um número suficiente de vacinas por ano, reduzindo o custo das vacinas e aumentando a participação em esquemas de seguro de saúde para vacinas (Xingu et al, 2010).

2.3.3 Os estudos incidem sobre a influnza e os grupos especiais.

Um estudo sobre a gripe H1N1 grave de 2009 em mulheres grávidas e puérperas na Califórnia. Métodos: O Departamento de Saúde Pública da Califórnia iniciou a vigilância a nível estatal de pacientes que foram hospitalizados ou morreram devido à gripe H1N1 de 2009. O estudo examinou os dados demográficos e clínicos comunicados em 2009 relativamente a todas as mulheres em idade fértil infectadas com H1N1 que foram hospitalizadas ou morreram - mulheres não grávidas, mulheres grávidas e mulheres no pós-parto (mulheres que deram à luz há menos de 2 semanas). Resultados: Foram incluídas 94 mulheres grávidas, 8 mulheres no pós-parto e 137 mulheres não grávidas em idade fértil hospitalizadas com infeção por H1N1 2009. Os testes rápidos de antigénio foram falsamente negativos em 38% dos doentes testados (58 em 153). A maioria das doentes grávidas (95%) encontrava-se no segundo ou terceiro trimestre de gravidez e cerca de um terço (34%) tinha outros factores de risco para complicações da gripe para além da gravidez. Em comparação com o tratamento antiviral precoce (<2 dias após o início dos sintomas) em mulheres grávidas, o tratamento mais tardio foi associado ao internamento numa unidade de cuidados intensivos ou à morte (risco relativo, 4,3). Um total de 18 mulheres grávidas e 4 puérperas (22%) necessitaram de cuidados intensivos e (8%) morreram. Seis partos tiveram lugar na unidade de cuidados intensivos, incluindo quatro cesarianas de emergência. Conclusões A gripe H1N1 2009 pode causar doença grave e morte em mulheres grávidas e no pós-parto; a investigação imediata e o tratamento antiviral da doença semelhante à gripe devem ser considerados nestas mulheres, independentemente dos resultados do teste rápido de antigénio. A elevada taxa de mortalidade materna por causas específicas sugere que a gripe H1N1 2009 pode aumentar a taxa de mortalidade materna de 2009 nos Estados Unidos (Janice et al., 2010). Um estudo sobre os factores que influenciam o uso de máscaras faciais para prevenir a síndrome respiratória aguda grave em chineses adultos de Hong Kong teve como objetivo identificar os factores associados à prática do comportamento de prevenção da SRA visado (uso de máscaras faciais). Métodos: Foi inquirido um total de 1329 adultos chineses residentes em Hong Kong. O instrumento de inquérito incluía dados demográficos, medidas dos cinco componentes do Modelo de Crenças na Saúde e a prática do comportamento de prevenção da SRA visado. Foram efectuadas análises de regressão logística para determinar as taxas e os factores de previsão da utilização de máscaras faciais. Resultados: Globalmente, 61,2% dos inquiridos referiram usar consistentemente máscaras faciais para prevenir a SRA. As mulheres, o grupo etário dos 50-59 anos e os inquiridos casados tinham maior probabilidade de usar máscaras faciais. Três dos cinco componentes das Crenças de Saúde O modelo de análise de risco, nomeadamente a suscetibilidade percebida, as pistas para a ação e os benefícios percebidos, foram preditores significativos do uso de máscaras faciais, mesmo depois de se terem em conta os efeitos das características demográficas. Conclusões: O Modelo de Crenças em Saúde é útil para identificar os determinantes do uso de máscaras faciais. Os resultados têm implicações importantes para melhorar a eficácia dos programas de prevenção da SRA (Tang & Wong, 2004).

2.3.4 Os estudos centram-se na gripe e na comunidade.

Num estudo sobre as atitudes do público em relação à gripe suína e à pandemia de gripe. Determinar as crenças, a perceção dos riscos e as atitudes iniciais da população australiana em relação à pandemia de gripe declarada pela OMS em resposta ao aparecimento de um subtipo de gripe A (H1N1). Métodos: Inquérito transversal aos residentes de Sydney durante a Fase 5 da pandemia de 2009 (H1N1) da OMS. Entre 2 e 29 de maio de 2009, os residentes foram abordados em centros comerciais e zonas pedonais em sete áreas de Sydney para a realização do inquérito. Resultados: Dos 620 inquiridos, 96% tinham conhecimento da pandemia (H1N1), mas 44% consideravam que não estavam suficientemente informados sobre a situação. Mais de um terço (38%) classificou como baixo o risco de contrair gripe durante uma pandemia. Quando lhes foi perguntado como achavam que uma pandemia de gripe afectaria a sua saúde se fossem infectados, apenas um terço (33%) respondeu "muito grave". Pouco mais de metade dos inquiridos (58%) acredita que a pandemia terminaria dentro de um ano. Os inquiridos classificaram a quarentena e a vacinação com uma vacina contra a pandemia como mais eficazes do que a higiene das mãos na prevenção de uma pandemia de gripe. Conclusão: Sublinhar a eficácia das medidas recomendadas (por exemplo, a higiene das mãos), os riscos da doença e a duração potencial do surto pode ajudar a garantir que os conselhos oficiais são seguidos (Seale et al., 2009).

Foi realizado um estudo das reacções psicológicas iniciais à gripe A, H1N1 (gripe suína) para investigar as reacções comportamentais e atitudinais iniciais à gripe. Métodos: 328 inquiridos completaram um estudo transversal utilizando a Internet ou questionários em papel na Malásia (N = 180) ou na Europa (N = 148). Foram registadas as alterações na utilização dos transportes, nas compras de produtos de preparação para a pandemia, na perceção dos grupos de risco, nos indicadores de ansiedade, nas taxas estimadas de mortalidade por gripe sazonal, na eficácia da vacinação contra a gripe sazonal e nas alterações no consumo de carne de porco. Resultados: 26% dos inquiridos estavam "muito preocupados" com a possibilidade de se tornarem vítimas da gripe (42% malaios, 5% europeus), 36% referiram uma utilização limitada dos transportes públicos (48% Malásia, 22% Europa), 39% referiram cancelamentos de voos (56% Malásia, 17% Europa). 8% tinham comprado materiais de preparação (por exemplo, máscaras faciais: 8% na Malásia, 7% na Europa), 41% na Malásia e 15% na Europa tencionavam fazê-lo, e 63% dos europeus e 19% dos malaios tinham falado com amigos sobre a pandemia. Os grupos considerados de "alto risco" de infeção incluem as pessoas imunocomprometidas (citadas por 87% dos inquiridos), os suinicultores (70%), os idosos (57%), as prostitutas/pessoas muito activas sexualmente (53%) e os sem-abrigo (53%). Nos dados recolhidos apenas na Europa, 64% subestimaram significativamente a taxa de mortalidade da gripe sazonal, 26% acreditavam que a vacina contra a gripe sazonal protege contra a gripe suína. 7% tinham reduzido/interrompido o consumo de carne de porco, 3% tinham comprado medicação antiviral para uso doméstico, enquanto 32% tencionavam fazê-lo se a pandemia se agravasse. Conclusão: As reacções iniciais ao Influnza A revelam grandes diferenças regionais em termos de ansiedade, com os malaios mais ansiosos e mais inclinados a restringir as viagens e a comprar máscaras e alimentos. Falar com a família e os amigos pode exacerbar os receios existentes. Certos grupos (homossexuais, prostitutas, sem-abrigo) são vistos como estando em maior risco, o que pode levar a um aumento dos preconceitos durante uma pandemia. (Goodwin et al., 2009).

Foi realizado um estudo sobre os comportamentos de prevenção previstos e actuais em resposta a uma epidemia prevista de H5N1 na população geral chinesa de Hong Kong, a fim de avaliar os comportamentos de prevenção em resposta a um surto local previsto de transmissão de H5N1 de pessoa para pessoa e os factores associados a esses comportamentos. Métodos: Um inquérito telefónico aleatório, anónimo e transversal a 503 adultos chineses em Hong Kong. Resultados: A população de Hong Kong revelou uma elevada probabilidade de se proteger (por exemplo, usar máscaras faciais em locais públicos (73,8%), lavar as mãos com mais frequência (86,7%)) e de proteger os outros (por exemplo, usar máscaras faciais em caso de doença semelhante à gripe (92,4%), procurar imediatamente assistência médica (94,2%), fazer declarações ao atravessar fronteiras com ILI (87,1%), seguir as regras de quarentena (88,3%)). As análises multivariadas mostraram que factores como a idade, o emprego a tempo inteiro, a perceção de suscetibilidade, a perceção da eficácia das medidas preventivas, a perceção de uma taxa de mortalidade mais elevada em comparação com a SRA, a perceção da probabilidade de um grande surto local e a preocupação de que um membro da família pudesse ser infetado estavam significativamente relacionados com a vontade de tomar medidas de autoproteção. Análises semelhantes revelaram que o nível de educação, as variáveis relacionadas com a perceção da eficácia, a perceção de um surto local importante e outras semelhantes estavam significativamente associadas a vários comportamentos de proteção dos outros. Conclusão: Na eventualidade de um surto do vírus H5N1 entre humanos, é provável que o público de Hong Kong tome medidas preventivas que possam ajudar a conter a propagação do vírus na comunidade (Lau et al., 2007).

No estudo "Monitoring public responses to the SARS epidemic in Hong Kong: from day 10 to day 62" (Monitorização das reacções do público à epidemia de SRA em Hong Kong: do dia 10 ao dia 62), pretende-se captar a evolução da perceção e do comportamento do público em resposta à epidemia de síndrome respiratória aguda grave (SRA) em Hong Kong. Projeto: Foram realizados dez inquéritos telefónicos semelhantes e consecutivos durante o surto da SRA, classificados na primeira e na segunda fases da epidemia. Resultados: A maioria dos inquiridos acredita que a SRA pode ser transmitida por contacto físico direto e por gotículas. Cerca de metade dos inquiridos acreditava que a SRA era curável, o que aumentou na primeira fase e diminuiu na segunda fase. A perceção do risco de infeção era baixa (9%), mas o medo de infeção em locais públicos era elevado (48%). A perceção da eficácia das medidas de higiene (uso de máscara: 82%, lavagem das mãos: 93% e desinfeção em casa: A perceção da eficácia das medidas de higiene (uso de máscara: 82%, lavagem das mãos: 93% e desinfeção em casa: 75%) manteve-se elevada em ambas as fases, enquanto a perceção da eficácia de evitar aglomerações, utilizar transportes públicos, etc. aumentou inicialmente e depois diminuiu na segunda fase. Ao mesmo tempo, a utilização das três medidas de higiene aumentou significativamente na primeira fase e manteve-se elevada na segunda fase, quando se usava uma máscara e se lavavam as mãos. A percentagem de pessoas que evitam locais com muita gente e transportes públicos aumentou significativamente no início e diminuiu na segunda fase. Conclusão: As percepções e os comportamentos relacionados com a SRA evoluíram rapidamente durante a epidemia e os residentes de Hong Kong tomaram rapidamente medidas adequadas para prevenir a SRA. A divulgação atempada de informação parece ser eficaz na gestão de situações de crise de saúde pública (Lau, 2003).

Capítulo 3
Metodologia
3.1 Introdução
Para realizar este estudo, o investigador seguiu os passos metodológicos adequados enumerados nas directrizes para teses da Universidade Al-Quds. As directrizes incluem a conceção do estudo, a amostra, os instrumentos de medição do estudo, a recolha de dados e o processamento e análise dos dados. Foi realizado um teste-piloto antes do início da recolha de dados para verificar se havia ambiguidades ou falta de clareza nas perguntas. O investigador aplicou o questionário do estudo depois de receber uma carta de aprovação oficial do "Comité de Helsínquia" e cartas oficiais do Ministério da Saúde. Foi obtido o consentimento escrito de cada participante e foi dada a cada participante uma explicação completa sobre o objetivo do estudo.

3.2 Estrutura do estudo
O presente estudo é descritivo e analítico e tem por objetivo avaliar o nível de conhecimentos, atitudes e práticas em relação à gripe A entre os prestadores de cuidados de saúde em clínicas de cuidados primários.
Este modelo foi escolhido porque é um dos melhores modelos para descrever o nível de conhecimentos, atitudes e práticas. É menos dispendioso e permite ao investigador atingir os objectivos do estudo num curto espaço de tempo. Além disso, a causa e o efeito são estudados ao mesmo tempo, de modo a que possam ser fornecidas possíveis provas de relações causais (Burns e Grove, 1997).

3.3 População do estudo
A população do estudo era constituída por todos os prestadores de cuidados de saúde em clínicas públicas de cuidados de saúde primários na Faixa de Gaza. O número total de prestadores era de 1217 (282 médicos de clínica geral, 73 especialistas, 92 farmacêuticos, 372 enfermeiros, 24 parteiras, 266 paramédicos). (DGPC, 2010).

3.4 Amostra do estudo
O tamanho da amostra foi estimado utilizando o programa Epi-info.6 (Epidemiological Information Statistical Program, versão 6) com um intervalo de confiança de 95% para 308 indivíduos elegíveis. O número de participantes nas clínicas individuais foi calculado em proporção ao número de prestadores de cuidados de saúde nas clínicas individuais e ao seu nível.

3.5 Método de amostragem
Na Faixa de Gaza, existem 57 clínicas em 5 províncias (Rafah, Khan Younis, Middle Zone, Gaza e Gaza Norte). Os centros de cuidados de saúde primários nas províncias de Gaza foram divididos em três níveis (II, III e IV). A amostra deste estudo é constituída por 308 indivíduos da população total do estudo (1217) que trabalham em centros de saúde governamentais na Faixa de Gaza. Foi selecionada uma amostra de cinco clínicas de cada nível em relação a diferentes áreas geográficas. Foi selecionada uma amostra adequada de 30 prestadores de serviços de cada clínica de quarto nível, 20 prestadores de serviços de cada clínica de terceiro nível e 10 prestadores de serviços de cada clínica de segundo nível, em função das diferentes profissões e das diferentes províncias.

3.6 Ambiente do estudo
O estudo foi realizado em centros de saúde públicos na Faixa de Gaza, nomeadamente nos cuidados de saúde primários a três níveis diferentes (II, III e IV) nas cinco províncias da Faixa de Gaza (Gaza Norte, Gaza, Zona Média, Khan Younis e Rafah).

Tabela (3.1) Distribuição da amostra por nível e localização dos CSP.

Governorates	II	III	IV
Rafah	Al- shaboura clinic	Tal –El Sultan clinic	Rafah martyrs clinic
Khan Younis	Jourt –Elout clinic	Bany –sohaila clinic	Khan Younis martyrs clinic
Middle zone	Al-Burij clinic	Al-Nosisrat clinic	Deir-Elbalah martyrs clinic
Gaza	Atta Habib clinic	Al Shatii martyrs clinic	Al-Sheikh Ridwan clinic
North Gaza	Jabalia camp clinic	Beit –Lahia clinic	Jabalia martyrs clinic

3.7 Elegibilidade
3.7.1 Critérios de inclusão
a. Para os participantes

Foram incluídos todos os prestadores de cuidados de saúde das várias categorias que trabalhavam num CSP público durante o período do inquérito.

b. Para clínicas

■ Centros de saúde do sector do Ministério da Saúde.

■ Clínicas de diferentes níveis seleccionadas aleatoriamente.

3.7.2 Critérios de exclusão
a. Para os participantes

Prestadores de cuidados de saúde que não estavam a trabalhar nos CSP durante o período de recolha de dados por qualquer motivo (por exemplo, reforma, morte, viagem, etc.).

b. Para clínicas

• Clínicas que não foram seleccionadas por amostragem aleatória.

• Clínicas com serviços especiais (UNRWA, clínicas psiquiátricas, clínicas militares).

3.8 Questões éticas e procedimentos

Foi obtida uma carta oficial de autorização para a realização do estudo junto do Comité de Helsínquia na Faixa de Gaza. Foi também obtida uma carta oficial do Diretor do Ministério da Saúde para a realização do estudo nos centros de cuidados de saúde primários do Ministério da Saúde. O questionário foi explicado em pormenor a cada participante, tanto verbalmente como por escrito. O formulário anexo incluía o objetivo do estudo, garantias de confidencialidade da informação e instruções para o preenchimento do questionário. Continha também uma declaração de que o participante tinha o direito de participar ou não neste estudo. A participação no estudo foi voluntária e o anonimato e a confidencialidade foram assegurados e mantidos. Foi obtido um formulário de consentimento de cada participante e anexado a cada questionário para garantir a participação voluntária após a assinatura do formulário de consentimento.

3.9 Instrumento de investigação

Foi utilizado um questionário normalizado e de auto-preenchimento.

3.9.1 Conceção do questionário

Para atingir os objectivos do estudo, foi elaborado um questionário para cobrir as áreas do tópico de investigação, conhecimentos, atitudes e práticas relacionadas com a gripe A entre os prestadores de cuidados de saúde em clínicas primárias. O questionário foi concebido e elaborado em língua árabe. Foi revisto por peritos experientes em saúde pública e saúde ambiental. A primeira parte do questionário contém informações pessoais, a segunda parte do questionário contém uma escala para medir os conhecimentos sobre a gripe A, com 14 perguntas, a terceira parte do questionário contém uma escala para medir a atitude em relação à gripe A, com 11 perguntas, a quarta parte do questionário contém uma escala para medir a prática da gripe A, com 9 perguntas, e a quinta parte do questionário contém uma pergunta sobre a fonte de informação. Para evitar erros na redação das perguntas, foram dadas explicações aos inquiridos durante a recolha de dados, para que compreendessem claramente as perguntas.

3.9.2 Validade e fiabilidade

3.9.2.1 Validade aparente e substantiva:

O instrumento de estudo foi criado após a revisão da literatura relacionada com o estudo e, em seguida, enviado a sete especialistas que trabalham na área da saúde pública e da epidemiologia, juntamente com os objectivos do estudo numa carta de apresentação anexa, para que pudessem dar a sua opinião sobre as dimensões das afirmações do questionário. Com base nas suas sugestões e conselhos, o investigador modificou algumas das perguntas para melhor atingir os objectivos do estudo.

3.9.2.2 Fiabilidade do instrumento

O investigador utilizou o coeficiente alfa de Cronbach para testar a fiabilidade do instrumento.

Fiabilidade da lista de verificação da escala de conhecimentos

O investigador estimou a fiabilidade da escala de conhecimentos utilizando a equação do alfa de Cronbach (número de itens = 14); em que o valor de alfa = (0,759). Assim, o instrumento de medição da lista de verificação da escala de conhecimentos é válido e fiável.

Fiabilidade da lista de verificação da escala de contratação

O investigador estimou a fiabilidade da escala de atitudes utilizando a equação do alfa de Cronbach (número de itens = 11), em que o valor de alfa = (0,634).

Lista de verificação da fiabilidade da escala prática

O investigador estimou a fiabilidade da escala de práticas utilizando a equação do alfa de Cronbach (número de itens = 9); em que o valor de alfa = (0,859). A escala de práticas é, portanto, válida e fiável.

3.10 Estudo-piloto

Antes de se iniciar a recolha de dados propriamente dita, foi realizado um estudo-piloto com 30 sujeitos de teste, a fim de obter feedback sobre o questionário e garantir a sua validade e fiabilidade. Os sujeitos do estudo-piloto foram excluídos da amostra do estudo. Após o estudo-piloto e a modificação de algumas perguntas, o investigador iniciou a recolha de dados.

3.11 Recolha de dados

Os dados foram recolhidos pelo investigador. O tempo médio de cada questionário foi de 20 minutos e os dados foram recolhidos no mesmo dia para cada clínica, entre

5 e 20 de julho de 2010. O número de profissionais de saúde inquiridos no estudo foi de 280 num total de 300, com uma taxa de resposta de 93,3%.

3.12 Introdução e análise de dados

Os dados foram cuidadosamente analisados para excluir as perguntas com respostas incompletas. Duzentos e oitenta questionários preenchidos foram processados e introduzidos no computador pelo investigador, utilizando o Statistical Package for Social Sciences (SPSS) versão 14. Neste estudo, as variáveis dependentes foram o conhecimento, a atitude e a prática dos prestadores de cuidados de saúde e as variáveis independentes foram o nível de clínica, a localização da clínica, o tipo de profissão, os anos de experiência, a qualificação, a idade e o género do prestador de cuidados de saúde. Ao apresentar os resultados do estudo, a distribuição da população, as estatísticas descritivas sob a forma de médias e percentagens foram medidas para cada variável dependente e independente. O investigador utilizou o teste T para amostras independentes para examinar as diferenças entre médias e a ANOVA unidirecional para testar as diferenças entre o CAP como variável dependente e outros factores como variáveis independentes.

3.13 Limitações do estudo

Durante a realização deste estudo, o investigador deparou-se com algumas limitações:

- Os recursos de investigação e os estudos anteriores eram limitados
- Falta de recursos financeiros adequados
- Limite de tempo, uma vez que a obrigação de tempo do prestador de cuidados de saúde é limitada.

Capítulo 4

Resultados

4.1 Introdução

Este capítulo apresenta os resultados mais importantes do estudo com base nos resultados das análises estatísticas. A primeira parte dos resultados diz respeito à distribuição da população do estudo e da amostra. A frequência dos itens e as estatísticas descritivas foram utilizadas para visualizar os dados.

A segunda parte refere-se aos resultados das questões e hipóteses do estudo. Os conhecimentos, atitudes e práticas relativamente à gripe A entre os prestadores de cuidados de saúde em clínicas de cuidados primários na Faixa de Gaza foram as variáveis dependentes. E os factores possíveis, como a idade, o sexo, o tipo de profissão, os anos de escolaridade, os anos de experiência e a fonte de informação, representam as variáveis independentes.

4.2 Método de análise

O investigador efectuou uma distribuição da população e foram geradas estatísticas descritivas sob a forma de médias e percentagens para cada variável dependente e independente. O investigador utilizou um teste T de amostras independentes para examinar as diferenças entre as médias e uma ANOVA unidirecional para testar as diferenças entre o CAP como variável dependente e outros factores como variáveis independentes.

4.3 Resultados

4.3.1 Distribuição da amostra por género

O quadro seguinte (4.2) apresenta o número e a percentagem de prestadores de cuidados de saúde por género. O quadro mostra que, do total da amostra (280), 133 (cerca de 47,5%) eram homens e 147 (cerca de 52,5%) eram mulheres.

Quadro 4.1: Frequência e percentagem do género

Gender	Frequency	Percent
Male	133	47.5%
Female	147	52.5%
Total	280	100.0

4.3.2 Distribuição da amostra de acordo com a idade

O quadro 4.2 mostra o número e a percentagem de prestadores de cuidados de saúde por grupo etário. O grupo etário mais numeroso, dos 30 aos 39 anos, contava com 110 pessoas, cerca de 39,3 %, seguido do grupo dos 40 aos 49 anos, com 68 pessoas, cerca de 24,3 %, do grupo dos 20 aos 29 anos, com 63 pessoas, cerca de 22,5 %, e do grupo dos 50 aos 59 anos, com 39 pessoas, cerca de (13,9 %).

Quadro 4.2: Frequência e percentagem dos grupos etários

Age group	Frequency	Percent
20-29 y	63	22.5%
30-39 y	110	39.3%
40 -49 y	68	24.3%
50-59 y	39	13.9%
Total	280	100.0%

O quadro seguinte (4.3) mostra o número e a percentagem de fornecedores por local de residência nas cinco províncias da Faixa de Gaza. Verifica-se uma distribuição quase uniforme, em que da amostra total de 280 inquiridos, 67 inquiridos, cerca de 23,9%, em Rafah, 58 inquiridos, cerca de 20,7%, na Zona Média 45 inquiridos, cerca de 16,1%, na Cidade de Gaza 55 inquiridos, cerca de 19,6%, e no Norte de Gaza 55 inquiridos, cerca de 19,6%, responderam.

Table 4.3:   Frequência e percentagem por local de residência

Residency place	Frequency	Percent
Rafah	67	23.9%
Khan Younis	58	20.7%
Middle Zone	45	16.1%
Gaza	55	19.6%
North Gaza	55	19.6%
Total	280	100.0%

4.3.4 Distribuição das amostras por tipo de atividade

O quadro seguinte (4.4) apresenta o número e a percentagem de prestadores de cuidados de saúde por profissão. Os resultados do estudo mostram que responderam 82 médicos (29,3 %), 109 enfermeiros (38,9 %), 37 farmacêuticos (13,2 %) e 52 paramédicos (18,6 %).

Table 4.4:   Frequência e percentagem por grupo profissional

Profession type	Frequency	Percent
Physician	82	29.3%
Nurse	109	38.9%
Pharmacists	37	13.2%
Paramedics	52	18.6%
Total	280	100.0%

4.3.5 Distribuição das amostras por qualificação

A tabela seguinte (4.5) mostra o número e a percentagem de prestadores de cuidados de saúde por nível de ensino, como se segue: 96 (34,3%) têm um diploma, 171 (61,1%) têm um bacharelato, 11 (3,9%) têm um mestrado e apenas dois (0,7%) têm um doutoramento.

Educational qualification	Frequency	Percent
Diploma	96	34.3%
Bachelor	171	61.1%
Master	11	3.9%
PHD	2	0.7%
Total	280	100%

4.3.6 Distribuição das amostras de acordo com a experiência

A tabela seguinte (4.6) mostra o número e a percentagem de participantes de acordo com a sua experiência, como se segue: De 1 a 9 anos (n= 119) cerca de 42,5%, de 10 a 19 anos (n=102) cerca de (36,4%), de 20 a 29 anos (n= 40) cerca de 14,3% e de 30 a 49 anos (n=19) cerca de 6,8%.

Table 4.6: Frequência e percentagem por anos de experiência

Experience Group	Frequency	Percent
1 - 9 yrs	119	42.5%
10 -19 yrs	102	36.4%
20 – 29 yrs	40	14.3%
30 – 49 yrs	19	6.8%
Total	280	100%

4.4 Resultados das questões de estudo:

4.4.1 Nível de conhecimentos

A fim de determinar o nível de conhecimentos sobre a gripe A entre os prestadores de cuidados de saúde, foram calculadas estatísticas descritivas, incluindo a média, o desvio padrão e a percentagem de respostas correctas que reflectem o nível de conhecimentos dos prestadores de cuidados de saúde (ver Quadro 4.7).

Table 4.7: Valor médio, desvio-padrão e percentagem do nível de conhecimentos

Item	N	Mean	St .deviation
Knowledge	280	33.67	2.67

A segunda parte do questionário continha 14 perguntas sobre o conhecimento da gripe A. A pontuação média foi de 33,67, com um desvio padrão de 2,67.

4.4.2 Categorias de conhecimentos:

Neste estudo, os prestadores de cuidados de saúde foram divididos em duas categorias, de acordo com a sua pontuação. Os prestadores de cuidados de saúde com pontuações relativamente elevadas são os que obtiveram 33 pontos ou mais, e os que obtiveram pontuações relativamente baixas são os que obtiveram 32 pontos ou menos. O número e a percentagem de participantes por nível de conhecimentos são apresentados na Tabela 4.8, e os resultados das perguntas sobre conhecimentos são apresentados na Tabela 4.9.

Table 4.8:   Número e percentagem de prestadores de serviços por categoria de nível de conhecimentos

Level of Knowledge	Frequency	Percent
High knowledge	168	60.0%
Low knowledge	112	40.0%
Total	280	100.0%

Como mostra a Tabela 4.8. 168 dos participantes, cerca de 60%, têm um nível elevado de conhecimentos e 112, cerca de 40%, têm um nível baixo de conhecimentos sobre a gripe A.

Quadro 4.9: Percentagem de pontos de conhecimento

Item	Yes	No	Don't know
Swine influnza is a bacterial disease	1.4%	84.1%	14.3%
First case of swine flu in the Gaza Strip in 2009	74.6%	12.9%	12.5%
Most people most vulnerable to disease who deal with the animals	36.4%	59.6%	3.9%
swine influnza virus cannot transmit from an infected person to the another	16.4%	82.1%	1.4%
In Mexico, the swine flu was spread to the large number because of eating the flesh of swine	50.0%	33.6%	16.4%
Resemble the symptoms of swine flu seasonal influnza (winter)	93.3%	5.4%	0.7%
Swine flu deaths cases more than seasonal influnza	50.4%	46.4%	3.2%
Seasonal influnza vaccines do not provide protection against swine flu	79.6%	17.1%	3.2%
If you discover infected case, must make medical screening to surrounding people	89.2%	9.3%	1.4%
Do you know of any laws to protect against swine flu	55.9%	26.2%	17.9%
The spread of swine flu may occur in any time of the year	73.6%	18.2%	8.2%
(Tami flu) is a successful treatment in the face of the swine flu	58.2%	29.3%	12.5%
Are you familiar with protocol and plan of the Ministry of Health to address this disease	52.1%	32.9%	15.0%

Como mostra a Tabela 4.9. Cerca de 89,2% dos participantes responderam que, quando é detectado um caso de infeção, as pessoas em redor devem ser submetidas a exames médicos. 93,3% dos participantes responderam que os sintomas da gripe A são semelhantes aos da gripe sazonal (inverno) e 73,6% responderam que a propagação da gripe A pode ocorrer em qualquer altura do ano.

4.2.1 Nível de ajustamento

Para determinar o nível de atitude dos prestadores de cuidados de saúde em relação à gripe A, foi calculada uma estatística descritiva utilizando a média, o desvio padrão e a percentagem de medidas de resposta correcta para refletir o nível de atitude dos prestadores de cuidados de saúde (Quadro 4.10).

Table 4.10: Valor médio, desvio-padrão e percentagem do nível de recrutamento

Item	N	Mean	St .deviation
Attitude	280	17.67	2.83

A terceira parte do questionário continha 11 perguntas sobre atitudes em relação à gripe suína; a pontuação média foi de 1767, com um desvio padrão de 2,83.

4.4.4 Categorias de definições:

Neste estudo, os prestadores de cuidados de saúde foram divididos em duas categorias, de acordo com a sua pontuação. Os prestadores de cuidados de saúde com pontuações relativamente positivas são os que obtiveram uma pontuação igual ou superior a 17, e os que obtiveram pontuações relativamente baixas são os que obtiveram uma pontuação igual ou inferior a 16. O número e a percentagem de participantes por nível de recrutamento são apresentados na Tabela 4.11, e os resultados dos itens de recrutamento são apresentados na Tabela 4.12.

Table 4.11: Número e percentagem de prestadores por categoria de recrutamento

Attitude level	Frequency	Percentage
Positive	143	50.9%
Negative	137	49.1%
Total	280	100.0%

Como mostra o Quadro 4.11. 143 dos participantes, ou seja, 50,9 %, têm uma atitude positiva e 137, ou seja, 49,1 %, têm uma atitude negativa em relação à gripe A.

Quadro 4.12: Percentagem de elementos de configuração.

Item	Agree	Not sure	Don't agree
Thinking that the swine flu is a serious problem facing the Palestinian society	33.9%	11.8%	54.3%
Person who infected with swine flu may die	87.9%	6.0%	6.1%
Thinking that the swine flu could spread again	70.7%	25.4%	3.9%
The best way to protect our country from the swine flu is to read everything about it.	70.0%	15.4%	14.6%
In the Gaza Strip are unable to control the spread of swine flu, if spread again	28.6%	30.4%	41.1%
The best way to prevent flu is to maintain the cleanliness of the environment	78.2%	30.4%	41.1%
Prefer closure of schools and universities in the new event of an outbreak of swine influnza	51.8%	9.6%	38.6%
Vaccination for swine flu protects against infection	36.8%	47.9%	15.4%
Vaccination for swine flu cause many problems	32.6%	47.6%	28.6%
Thinking that the media talk about swine flu problem	79.3%	13.2%	7.5%
Thinking that the information of the swine flu must be met in the early stages of school and university	95.0%	2.1%	2.9%

Como mostra a Tabela 4.12, 87,9% dos inquiridos responderam que as pessoas infectadas com a gripe A podem morrer. Além disso, 78,2% dos inquiridos responderam que a melhor prevenção contra a gripe é manter o ambiente limpo. 79,3% dos inquiridos responderam que acham que os meios de comunicação social devem informar sobre o problema da gripe A e 95,0% responderam que acham que a informação sobre a gripe A deve ser fornecida na escola e na universidade.

1.1.5 Nível de prática

Foi calculada uma estatística descritiva com a média, o desvio padrão e a percentagem de respostas correctas para mostrar o nível atual de prática da gripe A pelos prestadores de cuidados de saúde (Tabela 4.13).

Item	N	Mean	St .deviation	Percent
Practice	280	13.41	2.23	60.9%

A quarta parte do questionário continha 9 perguntas sobre as práticas relativas à gripe suína; a pontuação média foi de 13,41, com um desvio-padrão de 2,23.

4.4 . 6 Categorias de prática:

Neste estudo, os prestadores de cuidados de saúde foram divididos em duas categorias, de acordo com a sua pontuação. Os prestadores de cuidados de saúde com pontuações relativamente elevadas são os que obtiveram uma pontuação igual ou superior a 13, e os que obtiveram pontuações relativamente baixas são os que obtiveram uma pontuação igual ou inferior a 12. O número e a percentagem de participantes por nível de prática são apresentados na Tabela 4.14, e os resultados para os itens de prática são apresentados na Tabela 4.15.

Quadro 4.14: Número e percentagem de prestadores de serviços por categoria de nível de prática

Practice	Frequency	Percent
High	182	65.1
Low	98	34.9
Total	280	100.0

Como mostra a Tabela 4.14. 182 dos participantes, ou seja, 65,1 %, têm uma prática elevada e 98, ou seja, 34,9 %, têm uma prática baixa contra a gripe A.

Quadro 4.15: Percentagem de exercícios

Item	Agree	Not sure	Don't agree
Wearing a mask in public places	63.8%	7.5%	28.7%
Minimizing the social visits	71.4%	7.1%	21.4%
Preventing children and relatives from going to schools and universities	36.1%	15.4%	48.6%
Avoiding being in crowded places	91.8%	2.5%	5.7%
Washing hands thoroughly after shaking hands with an infected person with swine flu	98.6%	0.7%	0.7%
Don't deal with a person infected with swine flu	30.7%	15.0%	54.0%
Will Inform the authorities in case of doubt in the case of suspected swine flu	95.3%	4.3%	0.4%
sharing with counselors and health educators in seminars on swine flu	93.2%	5.4%	1.4%
Taking swine flu vaccination	31.4%		68.6%

Como mostra a Tabela 4.15, 91,8% dos participantes responderam que devem evitar estar em locais com muita gente para combater a gripe A. 98,6% dos inquiridos responderam que lavam bem as mãos depois de apertarem a mão a uma pessoa infetada com gripe A. Além disso, 95,3% dos inquiridos afirmaram que informariam as autoridades se suspeitassem da gripe A. 93,2% dos inquiridos afirmaram que participam em seminários sobre a gripe A juntamente com conselheiros e educadores de saúde, e 68,6% dos participantes não foram vacinados contra a gripe A.

4.5 Responder a perguntas

4.5.1 Conhecimentos, atitudes e práticas relativamente à gripe suína e ao tipo de emprego

Os sujeitos foram divididos em quatro grupos de acordo com a sua profissão (médicos, enfermeiros, farmacêuticos e paramédicos). O investigador utilizou uma ANOVA unidirecional para analisar as relações entre as variáveis. Os resultados são apresentados na Tabela 4.16.

Dependant variables	Profession Type	Sum of Squares	DF	Mean Square	F	Sig
Knowledge	Between Groups	1.020	3	.340	8.806	0.00
	Within Groups	10.661	276	.039		
	Total	11.682	279			
Attitude	Between Groups	.083	3	.028	.417	0.74
	Within Groups	18.388	276	.067		
	Total	18.472	279			
Practice	Between Groups	.457	3	.152	2.297	0. 06
	Within Groups	16.710	276	.061		
	Total	17.167	279			

A Tabela 4.16 mostra que existem diferenças estatisticamente significativas entre o tipo de emprego dos indivíduos e os seus conhecimentos, e não existem diferenças estatisticamente significativas entre o tipo de emprego dos indivíduos e a sua atitude e prática. O quadrado médio do conhecimento entre grupos é de 0,34 e dentro dos grupos é de 0,039, F= 8,806 e o valor P é de 0,00, que é inferior a 0,05. Isto significa que a diferença é estatisticamente muito significativa. O valor quadrático médio da atitude entre os grupos é de 0,028 e dentro dos grupos é de 0,067, F= .417 e o valor de p é de 0,74, o que é >0,05. Isto significa que a diferença não é estatisticamente significativa. O quadrado médio da prática entre grupos é de 0,152 e dentro dos grupos é de 0,061, F= 2,297 e o valor de p é de 0,06, que é >0,05, o que significa que as diferenças não são estatisticamente significativas.

Foi efectuada uma análise post-hoc Scheffe para determinar a diferença significativa entre o tipo de ocupação e o conhecimento dos sujeitos do teste. A Tabela 5.17 apresenta os resultados.

Quadro 4.17: Pós-teste Scheffe para o nível de conhecimentos e o tipo de emprego

(I) Profession	(J) Profession	Mean Difference (I-J)	Std. Error	Sig.
Physician	Nurse	-0.00	0.028	0.997
	Pharmacists	0.07	0.038	0.341
	Paramedics	0.15	0.034	0.00**
Nurse	Physician	0.00	0.028	0.997
	Pharmacists	0.07	0.037	0.237
	Paramedics	0.15	0.033	0.00**
Pharmacists	Physician	-0.07	0.038	0.341
	Nurse	-0.07	0.037	0.237
	Paramedics	0.07	0.042	0.326
Paramedics	Physician	-0.15	0.034	0.00**
	Nurse	-0.15	0.033	0.00**
	Pharmacists	-0.07	0.042	0.326

A Tabela 4.17, teste post-hoc Scheffe, mostra que existe uma diferença estatisticamente significativa entre o tipo de profissão dos sujeitos e o seu conhecimento, sendo a diferença positiva para médicos e enfermeiros, o que significa que o conhecimento mais elevado se encontra entre os médicos e enfermeiros e o mais baixo entre os paramédicos.

4.5.2 Categorias de conhecimento e tipo de profissão
Foi efectuada uma tabulação cruzada para determinar se existem diferenças entre as categorias de conhecimentos e o tipo de ocupação.

Tabela (4.18) Tabulações cruzadas sobre o nível de conhecimentos por tipo de atividade profissional

Profession	Knowledge level				
	high knowledge	Percent	Low knowledge	Percent	Total
Physician	50	61%	32	39%	82
Nurse	76	69.7%	33	30.3%	109
Pharmacists	21	56.7%	16	45.3%	37
Paramedics	21	40.4%	31	59.6%	52
					280

Como mostra a Tabela 4.18, 76 dos 109 enfermeiros obtiveram uma classificação igual ou superior a 33, com uma percentagem de 69,7%, e 33 deles obtiveram uma classificação igual ou inferior a 32, com uma percentagem de 30,3%. Enquanto 50 dos 82 médicos obtiveram uma pontuação de 33 ou mais, com uma percentagem de 61%, e 32 deles obtiveram uma pontuação de 32 ou menos, com uma percentagem de 39%. Também 21 dos 37 farmacêuticos, com uma percentagem de 56,7%, obtiveram uma classificação de 33 ou mais, e 16 deles, com uma percentagem de 45,3%, obtiveram uma classificação de 32 ou menos. Apenas 21 dos 52 paramédicos, com uma percentagem de 40,4%, têm uma pontuação de 33 e superior, e 31 deles, com uma percentagem de 59,6%, têm uma pontuação de 32 e inferior. Isto significa que os enfermeiros têm o nível de conhecimento mais elevado e os paramédicos o mais baixo. Não existe uma diferença estatisticamente significativa nas atitudes e práticas dos prestadores de cuidados de saúde com base no seu grupo profissional.

4.5.3 Conhecimentos, atitudes e práticas em matéria de gripe suína e experiência

Os sujeitos foram categorizados em quatro grupos de acordo com os anos de experiência (1 a 9, 10 a 19, 20 a 29 e 30 a 40 anos) e o investigador utilizou uma ANOVA unidirecional para examinar as relações entre as variáveis. Os resultados são apresentados na Tabela (4.19).

Tabela 4.19: Diferenças no quadrado médio do CAP em relação aos anos de experiência

Dependant variables	Years of experience	Sum of Squares	DF	Mean Square	F	Sig
knowledge	Between Groups	.180	3	.060	1.437	.232
	Within Groups	11.501	275	.042		
	Total	11.681	278			
Attitude	Between Groups	.310	3	.103	1.567	.198
	Within Groups	18.157	275	.066		
	Total	18.468	278			
Practice	Between Groups	.085	3	.028	.445	.714
	Within Groups	17.057	275	.062		
	Total	17.142	278			

A tabela acima (4.19) mostra que não existem diferenças estatisticamente significativas entre os anos de experiência dos sujeitos e os seus conhecimentos, atitudes e práticas. O quadrado médio do conhecimento entre os grupos é de 0,060 e dentro dos grupos é de 0,042, F= 1,437 e o valor de p é de 0,232, que é > 0,05, o que significa que não há diferenças estatisticamente significativas. O quadrado médio da atitude entre grupos é de 0,103 e dentro dos grupos é de 0,066, F= 1,567 e o valor de p é de 0,198, que é > 0,05, o que significa que não existem diferenças estatisticamente significativas. O quadrado médio da prática entre grupos é de 0,028 e dentro dos grupos é de 0,062, F= 0,445 e o valor de p é de 0,714, que é >0,05, o que significa que não existem diferenças estatisticamente significativas. Assim, não há diferenças estatisticamente significativas nos conhecimentos, atitudes e práticas dos prestadores de cuidados de saúde em função dos seus anos de experiência.

4.5.4 . Conhecimentos, atitudes, práticas e idade

Para testar a hipótese "Não há diferença estatisticamente significativa nos conhecimentos, atitudes e práticas dos prestadores de cuidados de saúde com base na sua idade", os indivíduos foram classificados em quatro grupos de acordo com os anos de experiência (20 a 29 anos, 30 a 39 anos, 40 a 49 anos e 50 a 59 anos) e o investigador utilizou a ANOVA unidirecional para examinar as relações entre as variáveis. Os resultados são apresentados na Tabela 4.20.

Table 4.20: Comparação ANOVA de uma via entre conhecimentos, atitudes e práticas por idade

Dependent variables	Years of Experience	Sum of Squares	DF	Mean Square	F	Sig
Knowledge	Between Groups	.170	3	.057	1.357	.256
	Within Groups	11.512	276	.042		
	Total	11.682	279			
Attitude	Between Groups	.355	3	.118	1.803	.147
	Within Groups	18.117	276	.066		
	Total	18.472	279			
Practice	Between Groups	.084	3	.028	.450	.718
	Within Groups	17.084	276	.062		
	Total	17.167	279			

A tabela acima (4.20) mostra que não existem diferenças estatisticamente significativas entre a idade dos sujeitos e os seus conhecimentos, atitudes e práticas. O quadrado médio do conhecimento entre grupos é de 0,57 e dentro dos grupos é de 0,042, F= 1,357 e o valor de p é de 0,25, que é >0,05, o que significa que não existem diferenças estatisticamente significativas. O valor do quadrado médio da atitude entre grupos é de 0,118 e dentro dos grupos é de 0,066, F= 1,803 e o valor de p =0,147, que é >0,05). Isto significa que a diferença não é estatisticamente significativa. O quadrado médio da prática entre os grupos é de 0,028 e dentro dos grupos é de 0,062, F= 0,450 e o valor de p é de 0,71, que é 0,05, ou seja, as diferenças não são estatisticamente significativas. Assim, não há diferenças estatisticamente significativas nos conhecimentos, atitudes e práticas dos prestadores de cuidados de saúde em função da sua idade.

4.5.5 Conhecimentos, atitudes, práticas e género

Os sujeitos foram divididos em dois grupos (homens e mulheres) e o investigador utilizou a análise do teste T para determinar as relações entre as variáveis. Os resultados são apresentados na Tabela 4.21.

Table 4.21:   Teste T com amostras independentes entre conhecimentos, atitudes e práticas em função do género

Variables	Sex	N	Mean	S. D	S. E Mean	T	Sig.
Knowledge	Male	133	2.6143	.19944	.01729	.313	0.50
	Female	147	2.5667	.20728	.01710		
Attitude	Male	133	1.6268	.25889	.02245	.350	.225
	Female	147	1.5894	.25544	.02107		
Practice	Male	133	1.5174	.26467	.02295	4.152	.112
	Female	147	1.4702	.23062	.01902		

A partir da tabela acima (4.21), há uma diferença estatisticamente significativa entre o género dos indivíduos e os seus conhecimentos, e não há diferença estatisticamente significativa entre o género dos indivíduos e a sua atitude e prática, com um valor de p muito superior a 0,05. Não existe diferença estatisticamente significativa no nível de conhecimentos, atitudes e práticas dos prestadores de cuidados de saúde em função do seu género.

4.5.6 Categorias de conhecimento e género

Foi criada uma tabulação cruzada para determinar se existem diferenças entre as categorias de conhecimentos e o género.

Quadro 4.22: Tabulações cruzadas sobre o nível de conhecimentos por género

Knowledge level					
Gender	High Knowledge	Percentage	Low Knowledge	Percentage	Total
Male	87	65%	46	35%	133
Female	81	55%	66	45%	147
Total	168		112		280

Como mostra a Tabela 4.22, 87 dos 133 (65%) homens obtiveram 33 pontos ou mais e 46 (35%) 32 pontos ou menos, enquanto 81 (55%) mulheres obtiveram 33 pontos ou mais e 66 (45%) 32 pontos ou menos. Isto sugere que os profissionais de saúde do sexo masculino têm mais conhecimentos sobre a gripe A do que os do sexo feminino.

4.5.7 Conhecimentos, atitudes, práticas e qualificações

Os sujeitos foram divididos em quatro grupos de acordo com as suas habilitações (Diploma, Licenciatura, Mestrado, Doutoramento). O investigador utilizou uma ANOVA unidirecional para analisar as relações entre as variáveis. Os resultados são apresentados na Tabela 4.23.

Table 4.23: Comparação ANOVA unidirecional entre conhecimentos, atitudes e práticas em função das qualificações

Dependant variables	Qualification	Sum of Squares	DF	Mean Square	F	Sig
knowledge	Between Groups	.083	3	.028	.659	.578
	Within Groups	11.599	276	.042		
	Total	11.682	279			
Attitude	Between Groups	.298	3	.099	1.507	.213
	Within Groups	18.174	276	.066		
	Total	18.472	279			
Practice	Between Groups	.113	3	.038	.612	.608
	Within Groups	17.054	276	.062		
	Total	17.167	279			

A tabela acima (4.23) mostra que não existem diferenças estatisticamente significativas entre as qualificações dos sujeitos e os seus conhecimentos, atitudes e práticas. O quadrado médio do conhecimento entre os grupos é de 0,028 e dentro dos grupos é de 0,042, F= 0,659 e o valor de p é de 0,578, o que é >0,05. Isto significa que não existem diferenças estatisticamente significativas. O valor médio do quadrado da atitude entre os grupos é de 0,099, dentro dos grupos é de 0,066, F= 1,507 e o valor de p é de 0,213, o que é >0,05. Isto significa que não existem diferenças estatisticamente significativas. O quadrado médio da prática entre os grupos é de 0,038, dentro de

0,062, F= 0,612 e o valor de P é 0,608, que é >0,05, o que mostra que não existem diferenças estatisticamente significativas. Assim, não há diferenças estatisticamente significativas nos conhecimentos, atitudes e práticas dos prestadores de cuidados de saúde consoante a sua qualificação.

4.5.7 Conhecimentos, atitudes, práticas e localização do centro de saúde

Os sujeitos foram divididos em cinco grupos de acordo com a localização do centro de saúde (Rafah, Khan Younis, Middle Zone, Gaza, North Gaza Governorates). O investigador utilizou uma ANOVA unidirecional para examinar as relações entre as variáveis. Os resultados são apresentados na Tabela 4.24.

Table 4.24: Comparação One-way ANOVA entre conhecimentos, atitudes e práticas em função da localização do centro de saúde

Dependant Variables	Location of PHC Center	Sum of Squares	DF	Mean Square	F	Sig
Knowledge	Between Groups	.416	4	.104	2.537	.040
	Within Groups	11.266	275	.041		
	Total	11.682	279			
Attitude	Between Groups	.328	4	.082	1.241	.294
	Within Groups	18.144	275	.066		
	Total	18.472	279			
Practice	Between Groups	.782	4	.195	3.280	.012
	Within Groups	16.386	275	.060		
	Total	17.167	279			

A Tabela 4.24 mostra que existem diferenças estatisticamente significativas entre a localização dos centros de saúde e o conhecimento e a prática, com valores de p = 0,04 e 0,012, respetivamente. E não há diferenças estatisticamente significativas entre a localização dos centros de saúde e a atitude, com um valor de p = 0,294. Para determinar a diferença significativa entre a localização dos centros de saúde e o conhecimento dos sujeitos, foi efectuada uma análise post-hoc Scheffe e os resultados são apresentados na Tabela 4.25.

Tabela 4.25: Pós-teste Scheffe para o nível de conhecimento e a localização do centro de saúde

(I)Location of PHC center	(J)Location of PHC center	Mean Difference (I-J)	Std. Error	Sig.
Rafah	Khan Younis	.04907	.03630	.767
	Middle zone	-.07192	.03901	.495
	Gaza	.01557	.03683	.996
	North Gaza	-.02440	.03683	.979
Khan Younis	Rafah	-.04907	.03630	.767
	Middle zone	-.12098	.04021	.053*
	Gaza	-.03349	.03809	.942
	North Gaza	-.07347	.03809	.447
Middle zone	Rafah	.07192	.03901	.495
	Khan Younis	.12098	.04021	.053*
	Gaza	.08749	.04068	.331
	North Gaza	.04751	.04068	.850
Gaza	Rafah	-.01557	.03683	.996
	Khan Younis	.03349	.03809	.942
	Middle zone	-.08749	.04068	.331
	North Gaza	-.03998	.03860	.898
North Gaza	Rafah	.02440	.03683	.979
	Khan Younis	.07347	.03809	.447
	middle zone	-.04751	.04068	.850
	Gaza	.03998	.03860	.898

* A diferença média é significativa ao nível de 0,05.

De acordo com a Tabela 4.25, o teste post-hoc Scheffe mostra que existe uma diferença estatisticamente significativa entre a localização dos centros de saúde e o conhecimento dos sujeitos.

4.5.9 Categorias de conhecimento e localização do centro de saúde

Foi efectuada uma tabulação cruzada para determinar se existiam diferenças entre as categorias de conhecimento e a localização dos centros de saúde.

Tabela 4.26: Tabulações cruzadas sobre o nível de conhecimento por localização do centro de saúde

	Knowledge level				
Location	High knowledge	Percent	Low knowledge	Percent	Total
Rafah	44	65.5%	23	34.5%	67
Khan Younis	26	44.8%	32	55.2%	58
Middle Zone	31	68.9%	14	31.1%	45
Gaza	32	58.2%	23	41.8%	55
North Gaza	35	63.4%	20	36.6%	55
Total	168	60%	112	40%	280

Como mostra a Tabela 4.26, 44 (65,5%) dos participantes nos centros de saúde de Rafah obtiveram 33 pontos ou mais e 23 (34,5%) obtiveram 32 pontos ou menos, enquanto 26 (44,8%) dos participantes nos centros de saúde de Khan Younis obtiveram 33 pontos ou mais e 32 (55,2%) obtiveram 32 pontos ou menos. Além disso, 31 (68,9%) dos centros PHC na Middle Zone obtiveram 33 pontos ou mais, e 14 (31,1%) deles obtiveram 32 pontos ou menos. Trinta e dois (58,2%) dos participantes dos centros de saúde em Gaza obtiveram 33 pontos ou mais, e 23 (41,8%) deles obtiveram 32 pontos ou menos. 35 (63,4%) dos participantes dos centros de saúde do Norte de Gaza obtiveram 33 pontos ou mais e 20 (40%) obtiveram 32 pontos ou menos. Isto significa que os participantes dos centros de saúde da Zona Média eram os mais informados, seguidos pelos de Rafah, Gaza Norte e Gaza, e que os participantes dos centros de saúde de Khan Younis eram os menos informados.

Tabela 4.27: Pós-teste Scheffe para o nível de prática e a localização do centro de saúde

(I) Location of PHC center	(J)Location of PHC center	Mean Difference (I-J)	Std. Error	Sig.
Rafah	Khan Younis	.03332	.04378	.965
	Middle Zone	-.09434	.04705	.405
	Gaza	.07757	.04441	.550
	North Gaza	.00080	.04441	1.000
Khan Younis	Rafah	-.03332	.04378	.965
	Middle zone	-.12766	.04849	.143
	Gaza	.04425	.04594	.920
	North Gaza	-.03251	.04594	.973
Middle zone	Rafah	.09434	.04705	.405
	Khan Younis	.12766	.04849	.143
	Gaza	.17191(*)	.04907	.017*
	North Gaza	.09515	.04907	.441
Gaza	Rafah	-.07757	.04441	.550
	Khan Younis	-.04425	.04594	.920
	Middle zone	-.17191(*)	.04907	.017*
	North Gaza	-.07677	.04655	.606
North Gaza	Rafah	-.00080	.04441	1.000
	Khan Younis	.03251	.04594	.973
	middle zone	-.09515	.04907	.441
	Gaza	.07677	.04655	.606

* A diferença média é significativa ao nível de 0,05.

A Tabela 4.27 mostra que existe uma diferença estatisticamente significativa entre a localização dos centros de PHC e a prática dos prestadores, sendo a diferença positiva para a Zona Média e negativa para a Cidade de Gaza.

1.1.10 Categorias de prática e localização do centro de saúde

Foi criada uma tabela cruzada para determinar se existem diferenças entre as categorias de prática e a localização do centro de saúde.

Tabela 4.28: Tabulação cruzada do nível de prática em função da localização do centro de saúde

	Practice Level				
	High practice	Percentage	Low practice	Percentage	Total
Rafah	47	70%	20	30%	67
Khan Younis	35	60%	23	40%	58
Middle zone	34	75.5%	11	24.5%	45
Gaza	28	51%	27	49%	55
North Gaza	38	69%	17	31%	55
Total	182	65%	98	35%	280

Os dados da Tabela 4.28 mostram que a prática mais elevada entre os participantes dos centros de cuidados de saúde na Zona Média (75,5%), seguida dos centros de cuidados de saúde em Rafah (70%), Gaza Norte (69%), depois Khan Younis (60%) e a prática mais baixa entre os participantes dos centros de cuidados de saúde em Gaza é a dos prestadores de cuidados de saúde.

1.1.11 Conhecimentos, atitudes, práticas e nível do centro de saúde

Os sujeitos foram divididos em três grupos de acordo com o nível dos centros de saúde (II, III e IV). O investigador utilizou uma ANOVA unidirecional para examinar as relações entre as variáveis e os resultados são apresentados na Tabela 4.29.

Table 4.29:   Comparação ANOVA de uma via entre conhecimentos, atitudes e práticas de acordo com o nível do centro de saúde

	ANOVA	Sum of Squares	DF	Mean Square	F	Sig
Knowledge	Between Groups	.095	2	.048	1.136	.322
	Within Groups	11.587	277	.042		
	Total	11.682	279			
Attitude	Between Groups	.007	2	.004	.055	.946
	Within Groups	18.464	277	.067		
	Total	18.472	279			
Practice	Between Groups	.049	2	.024	.394	.675
	Within Groups	17.119	277	.062		
	Total	17.167	279			

Como se pode ver na Tabela 4.29, não há diferenças estatisticamente significativas entre o nível dos centros de saúde e o conhecimento, a atitude e a prática, com valores de p de 0,322, 0,946 e 0,675, respetivamente. Assim, não há diferenças estatisticamente significativas no conhecimento, na atitude e na prática dos prestadores de cuidados de saúde com base no nível dos seus centros de saúde.

4.29.12 Fonte de informação sobre a gripe suína

A tabela seguinte mostra o número e a percentagem de fornecedores de acordo com a fonte de informação sobre a gripe A. Os resultados do estudo mostram que, do total da amostra, 142 (50,5%) obtêm a informação através da televisão, da rádio e da Internet, 127 (45,2%) obtêm a informação através do Ministério da Saúde e apenas 11 pessoas (3,9%) obtêm a informação através da família e da comunidade.

Table 4.29:   Número e percentagem de fontes de informação sobre a gripe suína

Source of Information	Frequency	Percent
TV, Radio and internet	142	50.5
Ministry of Health	127	45.2
Family and community	11	3.9
Total	280	100.0

4.5.13 Ligações entre conhecimentos, atitudes e práticas.
Esta parte do estudo tem por objetivo determinar se existe uma correlação entre as
variáveis dependentes e os prestadores de cuidados de saúde.

Table 4.30:   Correlações entre conhecimentos, atitudes e práticas

variables	Knowledge	
	R	P- value
Attitude	-.019	. 756
Practice	-.002	.975

**A correlação é significativa ao nível de 0,01 (bicaudal).

Table 4.31:   Correlações entre atitude e prática

Variables	Attitude	
	R	P- value
Practice	.289(**)	.000

**A correlação é significativa ao nível de 0,01 (bicaudal).

Como se pode ver nas Tabelas 4.30 e 4.31, os resultados do coeficiente de correlação de
Pearson entre a atitude e a prática mostram que existe uma correlação positiva entre a
atitude e a prática na população em estudo (r=0,289). A correlação entre a atitude e a
prática atingiu uma forte significância estatística a p<0,05, o que significa que os
prestadores de cuidados de saúde que têm uma atitude mais elevada têm uma
probabilidade significativamente maior de ter uma prática mais elevada. Não existe
correlação entre o conhecimento e a prática.

Capítulo 5

Discussão e recomendação

5.1 Introdução

O principal objetivo deste estudo foi avaliar os conhecimentos, as atitudes e as práticas relativamente à gripe A entre os prestadores de cuidados de saúde em clínicas primárias na Faixa de Gaza. Este capítulo apresenta as principais conclusões do estudo e fornece respostas às questões de investigação, recomendações e sugestões para estudos futuros.

5.2 Principais resultados e discussão

Entre os prestadores de cuidados de saúde participantes, o nível de conhecimentos era elevado (92%), como indicado pelas respostas às perguntas sobre conhecimentos. A atitude foi inferior ao conhecimento, com 65,8%, mas a proporção de prática foi a mais baixa, com 60,9%.

O investigador constatou que o resultado não significa que um nível elevado de conhecimentos signifique um aumento do nível de prática, o que confirma que os conhecimentos não são um índice da prática, mas que são necessários muitos controlos, como o protocolo de trabalho, a supervisão, a orientação e a responsabilização, para melhorar a prática. Este facto é evidenciado pela disparidade entre conhecimentos, atitudes e práticas.

Conhecimentos, atitudes e práticas e tipo de emprego

Existe uma diferença estatisticamente significativa entre o nível de conhecimentos e o tipo de profissão, que tem um efeito positivo nos enfermeiros e nos médicos, onde o nível de conhecimentos é o mais elevado entre as outras profissões.

Não existem diferenças estatisticamente significativas entre a atitude e a prática e o tipo de emprego. O investigador concluiu que o facto de os enfermeiros terem os conhecimentos mais elevados se deve ao facto de terem mais contacto com os doentes e o público. **Yap et al (2010)** confirmou a nossa conclusão no seu estudo sobre conhecimentos, atitudes e práticas em relação à gripe pandémica entre os doentes, os contactos próximos e os profissionais de saúde na Singapura tropical, em que os contactos próximos obtiveram a pontuação mais elevada em termos de conhecimentos.

Conhecimentos, atitude, prática e experiência

O grupo de 1 a 9 anos de experiência dos participantes obteve a pontuação mais elevada, cerca de 42,5%, seguido do grupo de 10 a 19 anos, com cerca de 36,4%. O resultado mostra que a experiência não afecta o conhecimento, a atitude e a prática em relação à gripe A.

Conhecimentos, atitudes e práticas, bem como factores sociodemográficos

O grupo etário dos participantes com idades compreendidas entre os 30 e os 39 anos registou o nível de conhecimentos mais elevado, com uma percentagem de 39,3 anos. A percentagem de participantes do sexo feminino também foi superior à dos participantes do sexo masculino, em termos de género. A faixa etária e o género dos participantes não têm influência no conhecimento, na atitude e na prática em relação à gripe A.

Conhecimentos, atitudes e práticas, bem como a localização do centro de saúde

Existe uma diferença estatisticamente significativa entre o conhecimento e a localização dos centros de saúde. A diferença foi positiva para a zona média da província, onde o nível de conhecimento é mais elevado na zona média da província.

Existe uma diferença estatisticamente significativa entre a prática e a localização do centro de cuidados de saúde, a diferença é positiva em relação à província da Zona Centro, onde o nível de prática é o mais elevado entre os participantes dos prestadores de cuidados de saúde da Zona Centro.

Não existe diferença estatisticamente significativa entre a atitude e a localização do centro de saúde. Os resultados indicam que a província da Zona Média tem as pontuações mais altas para conhecimentos e práticas.

Conhecimentos, atitudes e práticas e nível do centro de saúde

Não existe uma diferença estatisticamente significativa entre o contexto e o nível dos centros de saúde. O investigador verificou que não havia diferenças significativas entre os níveis dos centros de saúde devido à distribuição do protocolo do Ministério da Saúde para combater a gripe A, à formação do pessoal dos centros de saúde e à realização de workshops que envolvem todas as partes interessadas e o pessoal que está exposto ao público e aos doentes.

Conhecimentos, atitudes, práticas e informações

A maioria dos prestadores de cuidados de saúde (50,5%) afirmou que a televisão, a rádio e a Internet eram a sua principal fonte de informação sobre a gripe A, seguindo-se o Ministério da Saúde com 45,2%, e apenas 3,9% dos prestadores citaram a família e a comunidade como fonte de informação.

O investigador procurou a fonte de informação deste estudo porque descobriu que cada um dos psicólogos Piaget, Fischer, Tolman e outros vêem o ser humano de todas as idades como uma pessoa integral que pode planear e pensar um problema, cada um tem uma visão diferente do conhecimento adquirido através da experiência ou através da leitura, de ver televisão, de jogar vários jogos de computador. Mas não basta que uma pessoa tenha apenas conhecimentos, deve também ter uma atitude em relação a eles. O conhecimento é o primeiro passo para que os indivíduos desenvolvam uma atitude que os motive a praticar um comportamento adequado.

Correlações entre conhecimento, atitude e prática.

A correlação entre a atitude e a prática foi considerada estatisticamente forte. Esta conclusão é corroborada por Heider (1944), que afirmou que as pessoas que têm uma atitude positiva em relação a um determinado objeto ou acontecimento têm mais probabilidades de apresentar um comportamento positivo em relação ao mesmo. E se lermos um relatório sobre saúde e acreditarmos que é de uma revista médica, é mais provável que sejamos persuadidos do que se acreditarmos que é de um jornal popular.

Os prestadores de cuidados de saúde e a vacinação contra o H1N1

Este estudo concluiu que 31,4% dos participantes que receberam a vacina contra a gripe A tinham uma percentagem baixa porque 32,6% dos prestadores de cuidados de saúde pensavam que a vacinação contra a gripe A poderia causar muitos problemas e 52,1% dos prestadores de cuidados de saúde estavam familiarizados com o protocolo e o plano do Ministério da Saúde para combater esta doença. (Looijmans et al., 2010), num estudo sobre os factores que contribuem para o aumento da vacinação contra a gripe entre os profissionais de saúde em lares de idosos holandeses, constatou que, embora os profissionais de saúde fossem aconselhados a vacinar-se contra a gripe, a adesão à vacinação permanecia baixa. Um estudo sobre os factores que afectam a adesão à vacinação contra a gripe por parte dos trabalhadores do sector da saúde também revelou que, de 203 enfermeiros que trabalhavam em instalações de cuidados a idosos, 76 (37%) foram vacinados e 127 (63%) recusaram-se a ser vacinados. Quase 70% dos que não foram vacinados consideravam-se "saudáveis" e deram essa razão para recusar a vacinação (O'Reilly et al., 2001). Neste estudo, o investigador atribui as baixas taxas de vacinação entre os prestadores de cuidados de saúde ao facto de estes não estarem convencidos da eficácia da vacinação e terem receio de complicações que possam ser causadas pela vacinação. Além disso, o investigador observou que a vacinação foi imposta e obrigatória para todos os prestadores de cuidados de saúde e não deve ser deixada à escolha individual para acabar com a pandemia.

5.3 Recomendações

1. Deve ser considerada uma educação sanitária adequada e a comunicação dos riscos ao público para criar uma melhor compreensão e manter uma boa sensibilização e prática.
2. Uma investigação mais aprofundada dos factores importantes e das estratégias de comunicação adequadas seria de grande utilidade para a prevenção e o controlo futuros de outras doenças emergentes.
3. Os conhecimentos têm um impacto significativo na formação de atitudes e práticas durante uma pandemia. Devem ser envidados esforços no sentido de educar a população em geral para melhorar as práticas durante a atual pandemia e futuras epidemias.
4. A divulgação atempada de informações parece ser eficaz na gestão de crises de saúde pública.
5. As estratégias de informação sobre a gripe devem ser intensificadas e envolver profissionais de saúde, universidades, escolas, instituições públicas e empresas.
6. Devem ser feitos esforços para organizar seminários para os prestadores de cuidados de saúde, a fim de educar efetivamente a população em geral sobre os programas de ambiente saudável.
7. Os meios de comunicação social sobre saúde pública devem ter mais influência sobre as pessoas do que outros meios de comunicação social e representar o ponto de vista científico para acabar com os rumores sobre pandemias e doenças e indicar às pessoas boas formas de lidar com esses problemas.
8. O Ministério da Saúde deve monitorizar e acompanhar mais de perto a pandemia e a aplicação dos protocolos.
9. O Ministério da Saúde tem de persuadir os prestadores de cuidados de saúde que enfrentam o público a vacinarem-se e não deixar que seja a opinião de cada um. Aqueles que não estão satisfeitos com a vacina não deveriam estar a aconselhar as pessoas sobre a vacinação e os seus benefícios.

5.4 Outras recomendações de investigação

1. Investigação dos conhecimentos, atitudes e práticas relativamente à gripe A entre os prestadores de cuidados de saúde em hospitais.
2. Comparação de conhecimentos, atitudes e práticas relativamente ao H1N1 entre prestadores de cuidados de saúde em clínicas governamentais e da UNRWA.
3. Investigação dos conhecimentos, atitudes e práticas relativamente à gripe A entre estudantes universitários.
4. Investigar os conhecimentos, atitudes e práticas dos professores em relação à gripe A.

Referências

1. Abu-Mourad, 2007, Departamento de Medicina Social, Faculdade de Medicina, Universidade de Creta, P.O. Box 2208, Heraklion 71003, Creta, Grécia.
2. Achterbergh, Jan e Vriens, Dirk, 2002, "Management of Viable Knowledge". Systems Research and Behavioural Science. V19 i3 p223 (19).
3. Allport, Gordon, 1937. "The Functional Autonomy of Motives" in American Journal of Psychology. 50, 141-156. acedido em 24 de março de 2007.
4. Conferência Internacional de Alma Ata, 1978: "Conferência Internacional sobre a Definição de Cuidados de Saúde Primários", Cazaquistão.
5. Anderson, J. R., 1983 "A spreading activation theory of memory", Journal of Verbal Learning and Verbal Behaviour, vol. 22, 261-295.
6. Andrew MK, McNeil S, Merry H, Rockwood K, 2004: Rates of influenza vaccination in older adults and factors associated with vaccination: a secondary analysis of the Canadian Study of Health and Aging, Department of Medicine, Dalhousie University, 1421-5955 Veterans Memorial Lane, Halifax, Nova Scotia, Canada.
7. Apichaya S., Chaninat R., Theerin C., Supataradit B., Awapa P., Narumul T., Sirikwan S., Sasit F, Subhaluk suksakorn, 2010. Antecedentes Em 2000, o Departamento de Saúde do Reino Unido recomendou a vacinação contra a gripe para os trabalhadores BMC Infect Disease 2007, 18. BMC Public Health 2004, 4:36.
8. Aranson, G.R. Belitsky, e E.V. Zhuzboma. (1994). "Introdução à teoria qualitativa dos sistemas dinâmicos em superfícies", American mathematical society.USA.
9. Atherine So-kum Tang e Chi-yan Wong, 2004 Departamento de Psicologia, Universidade Chinesa de Hong Kong, RAE de Hong Kong, China.
10. Benner. P, 1984, From Novice to Expert, Addison Wesley, Sydney.
11. Blendon RJ, Koonin LM, Benson JM. Public response to community action to contain pandemic influenza (Resposta pública à ação comunitária para conter a gripe pandémica). Emerg Infect Dis 2008;14:778- 86.
12. Bouvier NM, Palese P, 2008: "The biology of influenza viruses" (A biologia dos vírus da gripe). Vacina 26 Fornecimento: D49-53. PMID 19230160.
13. Breckler, S. J., & Wiggins, E. C, 1992. On the definition of attitude and attitude theory: Once more with feeling. Em A. R. Pratkanis, S. J. Breckler, & A. G. Greenwald (Eds.) Attitude Structure and Function (pp. 407-427). Hillsdale, NJ: Erlbaum.
14. Burns e Grove, (1997)." Step-by-step guide to critiquing research. Parte 1: Investigação quantitativa" British Journal of Nursing. 2007. vol 16. no. II.
15. CDC, 2010 "Perguntas e respostas: factos importantes sobre o diagnóstico da gripe suína". "A gripe suína pode danificar os rins, concluem os médicos". Reuters. 14 de abril de 2010.
16. C DC, 2009. "CDC Health Update: Swine Influnza A (H1N1) Update: New Interim Recommendations and Guidance for Health Directors about Strategic National Stockpile Materiel". Rede de Alerta de Saúde.
17. Programa de Diabetes do CDC, 2009.http://www.cdc.gov/diabetes/news/docs/flu.htm.
18. Chan, e Margaret (2009-06-11). "O mundo agora no início da pandemia de gripe de

2009". Organização Mundial de Saúde.
19. CIA, 2010. The World Factbook Gaza Strip (2010). http: www.theodra.com /wfbcurrent /gaza_Strip/index.html".
20. CIA.   2009.   https://www.cia.gov/library/publications/the-world-factbook/geos/gz.html. Recuperado em 19 de fevereiro de 2010
21. Coker R: Swine flu: Fragile health systems make surveillance and containment a challenge (Gripe suína: sistemas de saúde frágeis tornam a vigilância e a contenção um desafio). *BMJ* 2009 , 338:b1791. http://www.biomedcentral.com/1471-2334/9/166
22. Cormack, D,(2000) The research process in nursing 4th edition .black weel science Ltd company .USA
23. Daniel Katz,(1960). "The Functional Approach to the Study of Attitudes", Public Opinion Quarterly, 163-204. 2010. Associação Americana de Estudos de Opinião Pública.
24. Departamento de Psicologia, Universidade Chinesa de Hong Kong, Hong Kong SAR, China.
25. Departamento de Epidemiologia e Prevenção de Doenças Transmissíveis e Centro Colaborador da Organização Mundial de Saúde para a Saúde dos Viajantes, Instituto de Medicina Social e Preventiva, Universidade de Zurique, Hirschengraben 84, 8001 Zurique, Suíça (2009).
26. Eagly, A. & Chaiken, S. (1995). Attitude strength, attitude structure, and resistance to change. Em R. Petty e J. Kosnik. Attitude Strength. (S. 413-432). Mahwah, NJ: Erlbaum.
27. Ericsson, K. Ralf Th. Krampe e Clemens Tesch-Romer, 1993, "The role of deliberate practice in the acquisition of expert performance". Psychological, Vol. 100, No. 3, 363-406
28. FDA, 2009: "A FDA aprova a utilização de emergência de medicamentos para a gripe e testes de diagnóstico em resposta ao surto de gripe suína humana. Notícias da FDA, 27 de abril de 2009". 2009-04-27.
29. Francis Bacon, Meditações Religiosas, Das Heresias, 1597 Autor, cortesão e filósofo inglês (1561 - 1626)
30. Francis, (2009).Bacon Rules for the study of natural philosophy", Newton 1999, pp. 794-6, do General Scholium que se segue ao Livro 3, The System of the World. http://www.quotationspage.com/quote/2060.html.
31. Gaydos JC, Top FH, Hodder RA, Russell PK (2006). "Surto de gripe suína, Fort Dix, Nova Jersey, 1976". Doenças Infecciosas Emergentes 12 (1): 23- 8.PMID 16494712.http://www.cdc.gov/ncidod/EID/vol12no01/05-0965.htm.
32. DGPC, Relatório Anual 2009. http://www.moh.gov.ps/care/.
33. DGPC, 2009. questão do pessoal. Faixa de Gaza.
34. Goodwin R, Haque S, Neto F, Myers LB(2009): Initial psychological responses to Influnza A, H1N1 ("swine flu"). BMC Infect Dis, 9:166.
35. Gray GC, e Kayali G (2009). "Enfrentar as ameaças de gripe pandémica: a importância de incluir os trabalhadores de aves de capoeira e suínos nos planos de preparação". Poultry Science.88 (4): 880-4. doi:10.3382/ps.2008-00335. PMID 19276439.
36. Gross e Paget H. (2000), "A Hypothesis-Confirming Bias in Labelling Effects", em Stangor, Charles, Stereotypes and prejudice: essential readings, Psychology Press, p. 212.

37. Heider, F. (1944). Perceção social e causalidade fenomenal. Psychologische Rundschau, 6, 358-374.

38. Heinen, PP. (2003). "A gripe suína: uma zoonose". Ciências Veterinárias Amanhã. http://www.vetscite.org/publish/articles/000041/print.html.

39. Hovland, C. I. e W. Weiss (1951). "The influence of source credibility on the effectiveness of communication" [A influência da credibilidade da fonte na eficácia da comunicação]. Public Opinion Quarterly. Vol. 15: pp. 635-650.

40. Janice K. Louie, Meileen Acosta, M.P.H., Denise J. Jamieson, e Margaret A. Honein, 2010 para o Grupo de Trabalho sobre a Pandemia da Califórnia (H1N1). Califórnia.EUA.

41. Kay RM, Done SH, Paton DJ, 1994: "Effect of consecutive porcine reproductive and respiratory syndrome and swine influenza on growth and performance of fattening pigs" (Efeito da síndroma reprodutiva e respiratória dos suínos e da gripe suína consecutiva no crescimento e desempenho dos suínos de engorda). Vet. Rec. 135 (9): 199-204. PMID 7998380.

42. Kimura K, Adlakha A, Simon PM , 1998. "Fatal case of swine influenza virus in an immunocompetent host" (Caso fatal do vírus da gripe suína num hospedeiro imunocompetente). Actas da Clínica Mayo. Mayo Clinic 73 (3): 243-5. doi:10.4065/73.3.243. PMID 9511782.

43. Knobler S, Mack A, Mahmoud A, Lemon S, ed, 2005." The Story of Influnza". The Threat of an Influnza Pandemic: Are We Ready? Workshop Summary Washington, D.C.: The National Academies Press. p. 75.

44. Kothalawala H, Toussaint MJ, Gruys E, 2006. "An overview of swine influenza" (Uma visão geral da gripe suína). Vet Q 28 (2): 46-53. PMID 16841566.

45. Lau JT, Kim JH, Tsui HY, Griffiths S, 2007: Comportamento de prevenção antecipado e atual em resposta a uma epidemia esperada de H5N1 entre humanos na população chinesa de Hong Kong. Hong Kong, China.

46. Lau, 2003, Centro de Epidemiologia e Bioestatística, Escola de Saúde Pública, Prince of Wales Hospital Shatin, NT, Hong Kong.

47. Looijmans-van den Akker I, van Delden JJ, Verheij TJ, van Essen GA, van der Sande MA, Hulscher ME, Hak E, 2010 " Which determinants should be targeted to increase influnza vaccination uptake among health care workers in nursing homes" Epidemiology and Surveillance Unit, Centre for Infectious Disease Control, National Institute for Public Health and the Environment, Bilthoven, The Netherlands.

48. Ministério da Saúde, 2005 Sistema de Informação de Gestão da Saúde. Estado da Saúde na Palestina 2004, Autoridade Nacional Palestiniana. MOH-PNA.

49. Myers KP, Olsen CW, Gray GC, 2007. "Casos de gripe suína em humanos: uma revisão da literatura". Clinical Infectious Diseases 44 (8): 1084-8. doi:10.1086/512813. PMID 17366454.N Engl J Med 2010; 362:27-35January 7, 2010.

50. Newton 1999, "Rules for the Study of Natural Philosophy", pp. 794-6, do Livro **3**, O Sistema do Mundo

51. 0'Reillyl, G. W. Cran2 e A. B. Stevens (2001) Faculty of Medicine, Hospital Ramathibodi, Universidade de Mahidol

52. Olsen CW, Myers KP, Gray GC, 2007. "Casos de gripe suína em humanos: uma revisão da literatura". Clinical Infectious Diseases 44 (8): 1084-8. doi:10.1086/512813. PMID 17366454.N Engl J Med 2010; 362:27-35January 7,

2010.

53. Olsen, C.W., 2002, "The emergence of novel swine influenza viruses in North America" (A emergência de novos vírus da gripe suína na América do Norte). Departamento de Ciências Patobiológicas, Escola de Medicina Veterinária, Universidade de Wisconsin-Madison, 2015 Linden Drive, Madison, WI 53706, EUA.

54. Patrick Matthys, 2010, Serviço Federal Suíço de Saúde Pública, Genebra, Suíça

55. Patterson, KD; Pyle GF (primavera de 1991). "Geografia e mortalidade da pandemia de gripe de 1918". Bull Hist Med. 65 (1): 4-21.

56. Pfeil A, Mutsch M, Hatz C, Szucs TD (2010).". Inquérito transversal para avaliar conhecimentos, atitudes e práticas (CAP) relativamente à vacinação contra a gripe sazonal entre os viajantes europeus". Divisão de Epidemiologia e Prevenção de Doenças Transmissíveis e Centro de Colaboração da Organização Mundial de Saúde para a Saúde dos Viajantes, Instituto de Medicina Social e Preventiva, Universidade de Zurique, Hirschengraben 84, 8001 Zurique, Suíça.

57. Piaget, J. & Inhelder, B. (1973). Memória e inteligência. (A. J. Pomerans, Trans.). Nova Iorque: Basic Books. BF371 .P5513 1973B

58. Retailliau HF, Curtis AC, Storr G, Caesar G, Eddins DL, Hattwick MA (1980). "Doenças após a vacinação contra a gripe relatadas por um sistema de vigilância nacional, 1976-1977". American Journal of Epidemiology 111 (3): 270-8. PMID 7361749.

59. Retailliau, Henry F.; Curtis, Arthur C.; Storr, Gordon; Caesar, Gregory; Eddins, Donald L.; Hattwick, Michael A. W. (1980). "Doença após a vacinação contra a gripe relatada por meio de um sistema de vigilância nacional, 1976-1977". American Journal of Epidemiology (Escola de Higiene e Saúde Pública da Universidade Johns Hopkins) (3): 270-278. ISSN 1476-6256

60. Richard E. Neustadt e Harvey V. Fineberg. (1978). The Swine Flu Affair: Decision-Making on a Slippery Disease (O caso da gripe suína: tomada de decisões sobre uma doença escorregadia). National Academies Press.

61. Roberto Moretti . Método de aprendizagem prática . http://dictionary.sensagent.com/practice+(leaming+method)/en-en/

62. Rokeach, M. (1968) Beliefs, Attitudes and Values (Crenças, atitudes e valores), Londres, Jossey-Bass Inc.

63. Saenz RA, Hethcote HW, Gray GC (2006). "Operações de alimentação animal confinada como amplificadores de influnza". Doenças transmitidas por vectores e zoonóticas 6 (4): 338-46. doi:10.1089/vbz.2006.6.338. PMID 17187567.

64. Schmeck, Harold M. (1976). "Ford pede campanha contra a gripe para vacinar todos os EUA". The New York Times.

65. Schonberger LB, Bregman DJ, Sullivan-Bolyai JZ, et al. (1979). "Síndrome de Guillain-Barré após a vacinação no âmbito do Programa Nacional de Imunização contra a Gripe, Estados Unidos, 1976-1977". American Journal of Epidemiology 110 (2): 105-23. PMID 463869.

66. Seale, Jonathan P.; Looney, Leslie W.; Chu, You-Hua; Gruendl, Robert A.; Brandl, Bernhard; Chen, C.-H. Rosie; Brandner, Wolfgang; Blake, Geoffrey A. (2009). Identificação e classificação espetral . The Astrophysical Journal, Volume 699, Issue 1, pp. 150-167 (2009).

67. Stephanie Desmon (2009). "Especialista: O vírus da gripe suína é mais complexo do que normalmente se vê". Baltimore Sun. http://www.baltimoresun.com/news/health/bal-swine-flu-

strain0428,0,3165467.story.

68. Tang CS, Wong CY. (2004)." Factors influencing the wearing of facemasks to prevent the severe acute respiratory syndrome among adult Chinese in Hong Kong" Department of Psychology, The Chinese University of Hong Kong, Hong Kong SAR, China.

69. Taubenberger JK, Morens DM (2006). "1918 Influnza: a mãe de todas as pandemias". Emerg Infect Dis 12 (1): 15-22. PMID 16494711. http://www.cdc.gov/ncidod/eid/vol12no01/05-0979.htm.

70. Thacker E, e Janke B (2008). "Vírus da gripe suína: potencial zoonótico e estratégias de vacinação para controlar a gripe aviária e suína". J. Infect. Dis. 197 Suppl 1: S19-24. doi:10.1086/524988. PMID 18269323.

71. Trifonov, H. Khiabanian, B. Greenbaum, R. Rabadan (2009). "A origem do recente vírus da gripe suína A (H1N1) que infecta os seres humanos". Department of Biomedical Informatics and Center for Computational Biology and Bioinformatics, Columbia University College of Physicians and Surgeons, Nova Iorque, Nova Iorque, Estados Unidos da América.

72. Vana G, Westover KM (2008). "A origem do vírus da gripe espanhola de 1918: uma análise genómica comparativa". Molecular Phylogenetics and Evolution 47 (3): 1100-10. doi:10.1016/j.ympev.2008.02.003. Departamento de Biologia, Winthrop University, Rock Hill, SC 29733, EUA.

73. Vellozzi C, Burwen DR, Dobardzic A, Ball R, Walton K, Haber P (2009). "Segurança das vacinas trivalentes inactivadas contra a gripe em adultos: antecedentes para a monitorização da segurança da vacina contra a gripe pandémica". Vaccine 27 (15): 2114-2120. Immunisation Safety Office (ISO), Office of the Chief Science Officer (OCSO), Centers for Disease Control and Prevention, Atlanta, GA, Estados Unidos.

74. Walker e Avant 1988," strategies of construction in nursing' p:9. International Journal of Nursing Terminologies and Classifications, 9: 15-22. doi: 10.1111/j.1744-618X.1998.tb00460.x

75. Weinberger e Peter E. (2004-05). "Integrating Religion into Israeli-Palestinian Decision-Making" [Integração da religião na tomada de decisões israelo-palestinianas]. Centro para as Religiões Mundiais, Diplomacia e Resolução de Conflitos, Instituto de Análise e Resolução de Conflitos, Universidade George Mason.

76. OMS, 2010. "Características clínicas dos casos graves de gripe pandémica". Genebra, Suíça. Acedido em 16.2.2010.

77. OMS, 2009 "WHO Europe Influenza". Organização Mundial de Saúde. junho de 2009.

78. Xinglu Zhang, Lixia Wang, Xu Zhu e Kean Wang (2010)" A study on knowledge, attitude and practice of immunisation service delivery in Guangxi and Gansu" (Estudo sobre conhecimentos, atitudes e práticas de prestação de serviços de vacinação em Guangxi e Gansu) China.

79. Yap et al. (2010)" study of knowledge, attitudes and practices towards pandemic influenza among cases, close contacts, and healthcare workers in tropical Singapore" Departamento de Epidemiologia e Saúde Pública, Universidade Nacional de Singapura, Singapura .

Referências na Internet :

1. http \"A gripe H1N1 de 2009 ("gripe suína") e você". Centros de Controlo e Prevenção

de Doenças, recuperado em 2010-02-10.

2. http://ec.europa.eu/external_relations/occupied_palestinian_territory/index_en.htm. Recuperado em 2009-04-06.

3. http://www.businessdictionary.com/definition/demographicfactors.html#ixzz10Qsyf G1e

4. http://www.medicinenet.com/swine_flu/page4.htm#prevention Acedido em 2010-0524.

5. http://www.un.org/unrwa/refugees/gaza.html Acedido em 2010-05-10.

6. http\ 2009 H1N1 influenza ("gripe suína") e você". Centros de Atendimento

Apêndice (1) Mapa da Palestina

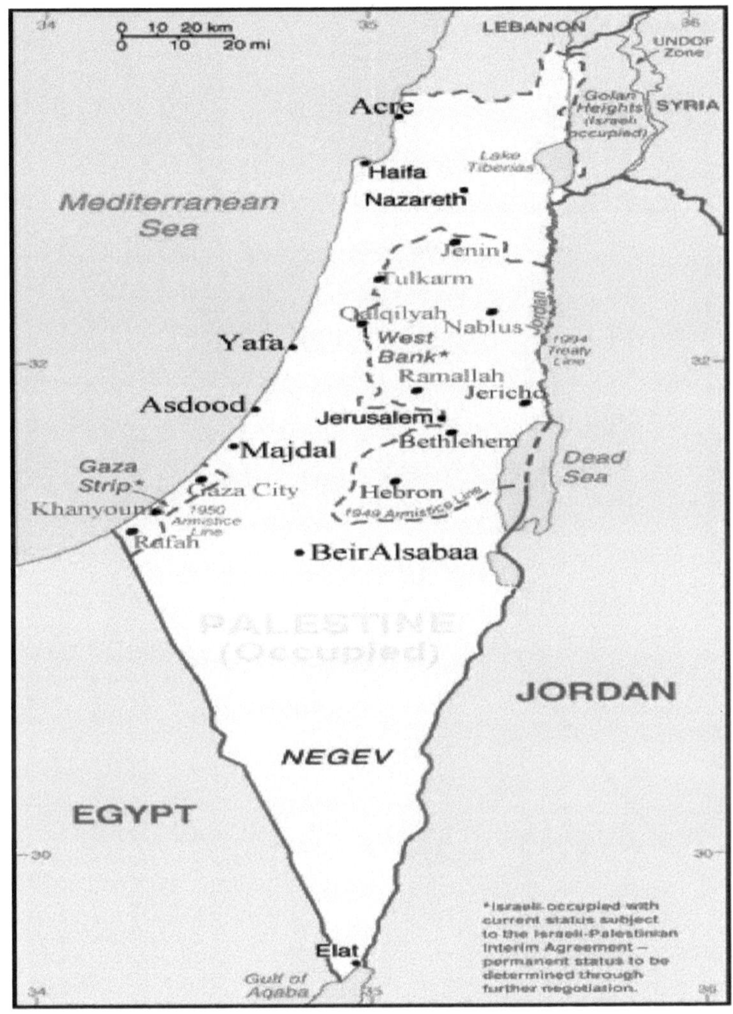

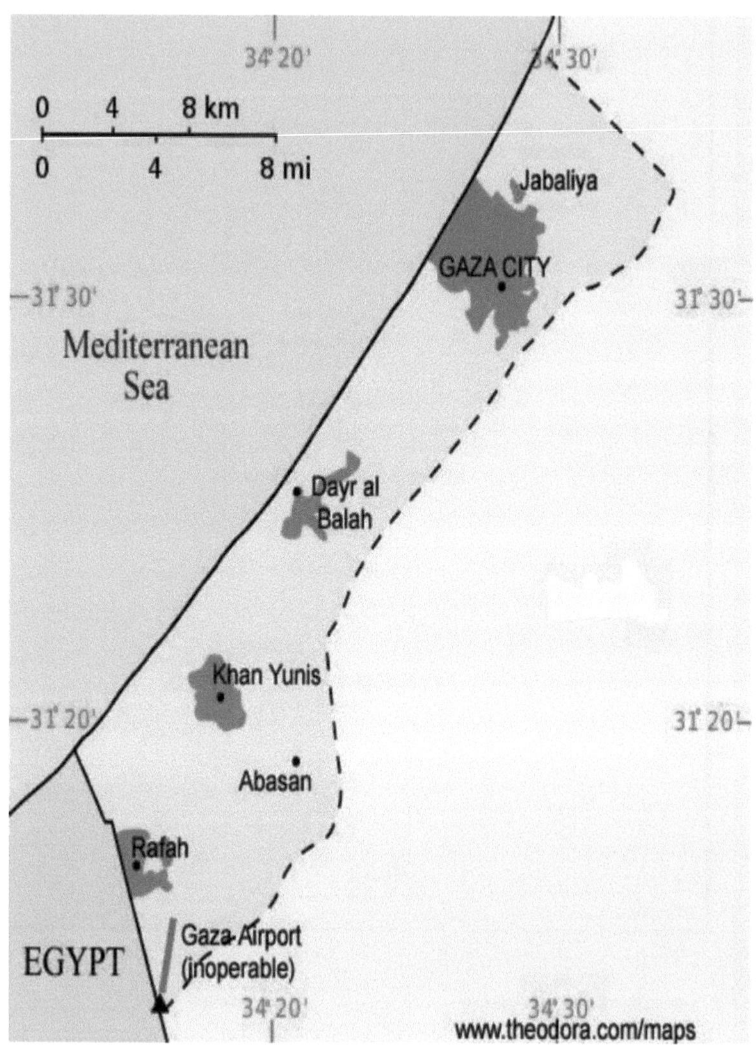
34° 20'
34° 30'
0   4   8 km
0   4   8 mi
Jabaliya
GAZA CITY
31° 30'
31° 30'
Mediterranean
Sea
Dayr al
Balah
Khan Yunis
31° 20'
31° 20'
Abasan
Rafah
Gaza Airport
(inoperable)
EGYPT
34° 20'
34° 30'
www.theodora.com/maps

جامعة القدس ــ أبو ديس

كلية الصحة العامة

عزيزي الموظف / عزيزتي الموظفة

يسعدني مشاركتك الفعالة في بحث بعنوان

Knowledge, Attitudes And Practices Regarding H1N1 (Swine Flu) Among Health Care Providers In Primary Health Center

هذه الدراسة يقوم بها الباحث كمتطلب للحصول على درجة الماجستير (صحة بيئية) بجامعة القدس أبو ديس كلية الصحة العامة ان مشاركتكم تسهم في إنجاح الدراسة التي تهدف للتعرف على مدى معرفة وتوجهات وتطبيق مقدمي الرعاية الصحية في عيادات الرعاية الأولية في مواجهة أنفلونزا الخنازير .

يود الباحث التأكيد على أن المعلومات ستبقى سرية و لهدف البحث العلمي لذلك لا داعي لذكر الأسماء

علما بأنه من حق الموظف الامتناع عن إجابة أي سؤال أو رفض المشاركة.

شكرا لكم على المشاركة

الباحث يوسف فتحي فحجان

مستشفى النجار ـ مكتب التمريض

جوال 0599862873

مكان العيادة : رفح	خانيونس	الوسطى	غزة	الشمال
مستوى العيادة : أول	ثاني	ثالث	رابع	

Apêndice (4) Questionário em árabe

استبيـــــان

أولا : البيانات الشخصية

1. العمر :
2. الجنس : ذكر   أنثى
3. مكان السكن : رفح   خانيونس   الوسطى   غزة   الشمال
4. المهنة : طبيب   حكيم   صيدلي   فني مختبر   فني أشعة   أخرى
5. المؤهل العلمي: دبلوم   بكالوريوس   ماجستير   دكتوراه
6. عدد سنوات الخبرة:

ثانياً : اختبار مقياس المعرفة

لا أعرف	لا	نعم	الجملة	م
			أنفلونزا الخنازير مرض بكتيري	7.
			أول إصابة بأنفلونزا الخنازير في قطاع غزة في 2009م	8.
			ينتقل الفيروس من إنسان إلى إنسان بالاحتكاك المباشر	9.
			أكثر الناس عرضة للمرض الأكثر تواصلا مع الحيوانات	10.
			لا يمكن انتقال فيروس أنفلونزا الخنازير من شخص مصاب الى سليم	11.
			أكثر انتشار لأنفلونزا الخنازير في المكسيك لكثرة أكلهم للحم الخنازير	12.
			أعراض أنفلونزا الخنازير يشابه الأنفلونزا الموسمية(فصل الشتاء)	13.
			حالات وفيات أنفلونزا الخنازير أكثر من الأنفلونزا الموسمية	14.
			لقاحات الأنفلونزا العادية لا توفر الحماية من أنفلونزا الخنازير	15.
			إذا تم اكتشاف حالة بشرية مصابة يجب عمل مسح طبي لكل المحيطين	16.
			هل تعلم بوجود اى قوانين للحماية من مرض انفلونزا الخنازير	17.
			قد يحدث انتشار انفلونزا الخنازير في أي وقت من أوقات العام	18.
			يعتبر علاجا ناجحا في مواجهة انفلونزا الخنازير (Tami flu)	19.
			هل انت على معرفة ببروتوكول وخطة وزارة الصحة لمواجهة هذا المرض	20.

ثالثاً: مقياس اتجاه الفرد مع أنفلونزا الخنازير:

يرجى قراءة كل عبارة قراءة متأنية وتحديد مدى موافقتك عليها أو رفضك لها في المربع المقابل .

لا أوافق	لست متأكد	أوافق	الجملة	م
			اعتقد أن أنفلونزا الخنازير مشكلة خطيرة يواجهها المجتمع الفلسطيني	21.
			يمكن للإنسان المصاب بأنفلونزا الخنازير أن يموت	22.
			اعتقد أن أنفلونزا الخنازير قد تنتشر مرة أخرى	23.
			أفضل طريقة لحماية بلدنا من أنفلونزا الخنازير قراءة كل شئ عنها	24.
			أرى إننا في غزة غير قادرين على السيطرة على أنفلونزا الخنازير إذا انتشر مرة أخرى	25.
			اعتقد ان أفضل وسيلة لمنع أنفلونزا الخنازير هو المحافظة على نظافة البيئة	26.
			أفضل إغلاق المدارس والجامعات في حال انتشار أنفلونزا الخنازير من جديد	27.
			اعتقد بان التطعيم الخاص بأنفلونزا الخنازير يحمي من الإصابة	28.
			اعتقد بان التطعيم الخاص بأنفلونزا الخنازير يسبب مشاكل كثيرة	29.
			اعتقد ان وسائل الاعلام تتحدث مشكلة أنفلونزا الخنازير	30.
			اعتقد ان المعلومات المتعلقة أنفلونزا الخنازير يجب توافرها في المراحل المدرسية والجامعية	31.

رابعا: مقياس سلوك الفرد مع أنفلونزا الخنازير:

لا أوافق	لست متأكد	أوافق	الجملة	
			أرتدي الكمامة في الأماكن العامة	32.
			أقلل من الزيارات الاجتماعية	33.
			أمنع أبنائي وأقاربي من الذهاب للمدارس والجامعات	34.
			أتجنب الوجود في الأماكن المزدحمة	35.
			اغسل يدي جيدا بعد مصافحة شخص مصاب بأنفلونزا الخنازير	36.
			لا أتعامل مع شخص مصاب بأنفلونزا الخنازير	37.
			أبلغ الجهات المختصة في حال الشك في حالة اشتباه بأنفلونزا الخنازير	38.
			أشارك مع مرشدين ومثقفين صحيين في ندوات حول أنفلونزا الخنازير	39.
			قمت بأخذ التطعيم الخاص بأنفلونزا الخنازير	40.

خامسا / مصدر المعلومات:

من أين حصلت على أكثر معلوماتك عن أنفلونزا الخنازير

الاجابة على اكثر المصادر لمعلوماتك (واحدة فقط)

التلفزيون و الراديو و الانترنت ☐

وزارة الصحة ☐

العائلة و المجتمع ☐

شكرا لمشاركتكم

Anexos (5) Formulário de consentimento para aconselhamento científico

جامعة القدس ـ أبو ديس

كلية الصحة العامة

السيد الدكتور \ _______________________ المحترم

يسعدني مشورتك العلمية في تحكيم استبيان بحث بعنوان

Knowledge, Attitudes and Practices Regarding H1N1 (Swine Flu) Among Health

Care Providers in Primary Health Center

هذه الدراسة يقوم بها الباحث كمتطلب للحصول على درجة الماجستير (صحة بيئية) بجامعة القدس أبو ديس كلية الصحة العامة فمشورتكم تسهم في إنجاح الدراسة التي تهدف للتعرف على مدى معرفة وتوجهات وتطبيق مقدمي الرعاية الصحية في عيادات الرعاية الأولية في مواجهة أنفلونزا الخنازير .

شكرا لكم على مساعدتي

الباحث يوسف فتحي فحجان

مستشفى النجار ـ مكتب التمريض

جوال 0599862873

Universidade Al Quds

Escola de Saúde Pública

Caro trabalhador

Congratulo-me com o facto de a vossa mensagem ter sido incluída num estudo intitulado

Conhecimentos, atitudes e práticas em relação ao H1N1 (gripe A) entre os prestadores de cuidados de saúde num centro de saúde primário

Este estudo, conduzido pelo investigador como requisito para a obtenção do grau de mestre (Ambiente e Saúde) na Universidade de Jerusalém, Abu Dis School of Public Health, em que a sua participação contribui para o sucesso do estudo, tem como objetivo identificar os conhecimentos, as atitudes e a aplicação dos prestadores de cuidados de saúde em clínicas que prestam cuidados primários face à gripe A.

O investigador deseja sublinhar que as informações permanecem confidenciais e se destinam a fins de investigação científica, não sendo necessário mencionar nomes.

Note-se que o trabalhador tem o direito de não responder às perguntas ou de se recusar a participar.

Obrigado pela vossa participação

Investigador : Yousef Fathi Fahajan

Hospital Al Najar - Serviço de enfermagem

Telemóvel 0599862873

Localização da clínica : Rafah Khan Younis Middle Zone Gaza North Gaza

nível da clínica:

Apêndices (7) Questionário em inglês

Questionário

Em primeiro lugar: Informações gerais

1. **Idade** ___________

2. **Sexo :**   MasculinoFeminino

3. **Local de residência :** Rafah Khan Younis Middle Zone Gaza North

Gaza

4. Profissão : Médico, enfermeiro,   farmacêutico
Paramédico

5. Habilitações académicas: Diploma Licenciatura
Mestrado Doutoramento

6. Anos de experiência ______________________

Segundo: Itens da escala de conhecimentos

Item	Yes	No	Don't know
Swine influnza is a bacterial disease			
First case of swine flu in the Gaza Strip in 2009			
Most people most vulnerable to disease who deal with the animals			
swine influnza virus cant transmit from an infected person to the another			
In Mexico , the swine flu was spread to the large number because of eating the flesh of swine .			
Resemble the symptoms of swine flu seasonal influnza (winter)			
swine flu deaths cases more than seasonal influnza			
Seasonal influnza vaccines do not provide protection against swine flu			
If you discover infected case ,must make medical screening to surrounding people			
Do you know of any laws to protect against swine flu			
the spread of swine flu may occur in any time of the year			
(Tami flu) is a successful treatment in the face of the swine flu			
Are you familiar with protocol and plan of the Ministry of Health to address this disease			

Leia atentamente cada uma das afirmações e indique, na casa correspondente, em que medida concorda ou discorda

Item	Agree	Not sure	Don't agree
I think that the swine flu is a serious problem facing the Palestinian society			
a person who infected with swine flu may die			
I think that the swine flu could spread again			
The best way to protect our country from the swine flu read everything about it.			
I think we in the Gaza Strip are unable to control the spread of swine flu, if spread again			
I think the best way to prevent flu is to maintain the cleanliness of the environment			
I prefer closure of schools and universities in the new event of an outbreak of swine influnza			
I think that the vaccination for swine flu protects against infection			
I think that the vaccination for swine flu cause many problems			
I think that the media talk about swine flu problem			
I think that the information of the swine flu must be met in the early stages of school and university			

Quarto: Praticar as tarefas da escala
Leia atentamente cada uma das afirmações e indique, na casa correspondente, em que medida concorda ou discorda

Item	Agree	Not sure	Don't agree
I wear a mask in public places			
I minimize the social visits			
I prevent my children and relatives from going to schools and universities			
I avoid being in crowded places			
I Wash my hands thoroughly after shaking hands with an infected person with swine flu			
I do not deal with a person infected with swine flu			
I Will Inform the authorities in case of doubt in the case of suspected swine flu			
I share with counselors and health educators in seminars on swine flu			
Are you take swine flu vaccination			

Em quinto lugar, de onde vêm as vossas informações?
Onde é que obteve mais informações sobre a gripe A?
Responda a várias fontes de informação (e apenas uma)

TV, Radio and internet	
Ministry of Health	
Family and community	

Anexos (9) Carta da Escola de Saúde Pública.

Al-Quds University

Jerusalem

School of Public Health

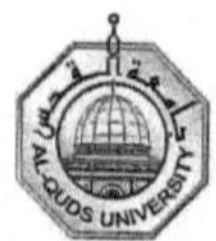

جـامعـة الـقدس

القدس

كلية الصحة العامة

2010/7/11

الأخ/د. ناصر أبو شعبان   المحترم

مدير عام تنمية القوى البشرية–وزارة الصحة

تحية طيبة وبعد،،،

الموضوع: مساعدة الطالب يوسف فتحي فحجان

يقوم الطالب المذكور أعلاه بإجراء بحث بعنوان:

"Knowledge, Attitudes and Practices Regarding H1N1 (swine flue) among Health Care Providers in Primary Health Center"

كمتطلب للحصول على درجة الماجستير في الصحة العامة– مسار صحة بيئة و عليه نرجو التكرم للإيعاز لمن ترونه مناسب لتسهيل مهمة الطالب في جمع البيانات اللازمة من مراكز الرعاية الأولية التابعة لوزارة الصحة.

علماً بأن المعلومات ستكون متوفرة لدى الباحث و الجامعة فقط.

و اقبلوا فائق التحية و الاحترام،،،

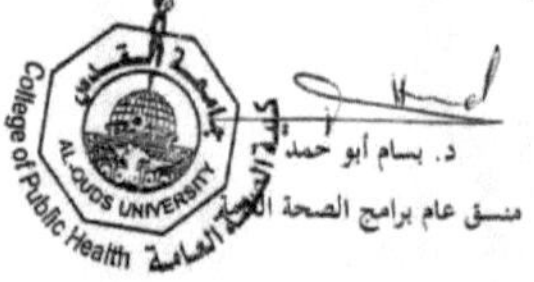

د. بسام أبو حمد

منسق عام برامج الصحة العامة

نسخة:

– الملف

erusalem Branch/Telefax 02-24799234
Gaza Branch/telefax 08-2884422-2884411

Sphealth@admin.alquds.edu

فرع القدس/تلفاكس 02-2799234

فرع غزة/تلفاكس 08-2884422-2884411

ص.ب/51000-القدس

Anexos (10) Autorização do Comité de Helsínquia.

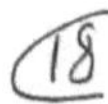

	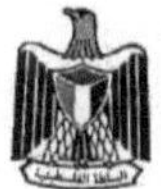	
Palestinian National Authority **Ministry of Health** **Helsinki Committee**		السلطة الوطنية الفلسطينية وزارة الصحة لجنة هلسنكي

التاريخ:7/6/2010

Name:

I would like to inform you that the committee has discussed your application about:

Knowledge, attitudes and practices regarding H1N1 (swine flue) among health care providers in primary health center.

In its meeting on June 2010
and decided the Following:-
To approve the above mention research study.

الاسم: يوسف فتحي فحجان

نفيدكم علماً بأن اللجنة قد ناقشت مقترح دراستكم

حول:-

و ذلك في جلستها المنعقدة لشهر 6   2010

و قد قررت ما يلي:-

الموافقة على البحث المذكور عاليه.

Signature
توقيع

Member Member Chairperson

عضو عضو

Conditions:-
- ❖ Valid for 2 years from the date of approval to start.
- ❖ It is necessary to notify the committee in any change in the admitted study protocol.
- ❖ The committee appreciate receiving one copy of your final research when it is completed.

Anexos (11) Autorização do Ministério da Saúde.

<table>
<tr><td>

The Palestinian National Authority

Ministry of Health

Directorate General of Human Resources Development

</td><td>

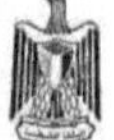

</td><td>

السلطة الوطنية الفلسطينية

وزارة الصحة

الإدارة العامة لتنمية القوى البشرية

</td></tr>
</table>

التاريخ: 2010/07/22

الرقم: ١٢٩.٢.١١/ح/

الأخ الدكتور/ فؤاد العيسوي   المحترم،،،

مدير عام الرعاية الأولية

تحية طيبة وبعد،،،

الموضوع/ إجراء بحث

بخصوص الموضوع أعلاه، يرجى تسهيل مهمة الحكيم/ يوسف فتحي فحجان والذي يعمل مشرف تمريض بمستشفى أبو يوسف النجار والملتحق ببرنامج ماجستير صحة عامة – مسار إدارة صحية لإجراء بحث التخرج بعنوان:

" Knowledge ,Attitudes and Practices Regarding H1N1(Swine flue)Among Health Care Providers in Primary Health Center"

حيث سيقوم الباحث بتعبئة استبانه من مقدمي الخدمة الصحية في مراكز الرعاية الأولية (أطباء، تمريض، فنيين) وذلك بما لا يتعارض مع مصلحة العمل وضمن ضوابط أخلاقيات البحث العلمي، دون تحمل الوزارة أي أعباء، مع أخذ موافقة خطية من المشاركين بالبحث قبل إجراءه.

وتفضلوا بقبول خالص الاحترام والتقدير،،،،،،

د. ناصر رأفت أبو شعبان

مدير عام تنمية القوى البشرية

Gaza   Tel / 08-2827298   Fax / 08-2868109   Email / gdhrd@moh.gov.ps

Apêndices (12) Hierarquia dos CSP .

١٢ . ١ : الإدارة العامة للرعاية الأولية: (دائرة صحة منطقة/محافظة (عدد المحافظات: الضفة ١٠، وغزة ٥)

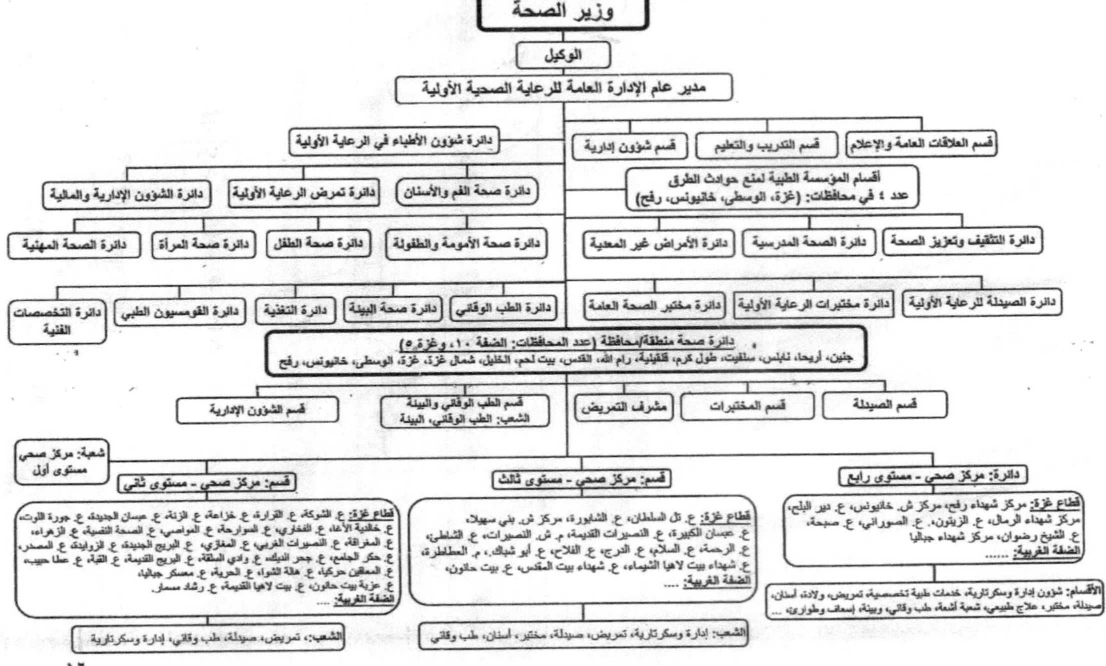

Anexos (13) Protocolo do Ministério da Saúde contra a gripe suína

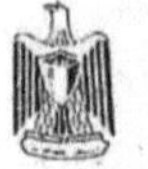

Palestinian National Authority		غنية الفلسطينية
Ministry Of Health		دارة الصحة
Hospitals General Administration		عامة للمستشفيات

التاريخ : 2009/5/17   م : أم

خطة الإدارة العامة للمستشفيات

مكافحة مرض أنفلونزا الخنازير في فلسطين

تاريخ الإعداد 2009/05/17

تعريف طبي بالحالات للعمل به في المستشفيات:

الحالات المشتبه فيها:

يتم التعامل مع الحالات على أنها مشتبه فيها الإصابة عند توفر الشروط التالية :

1. أي شخص يشكو من التهاب حاد في الجهاز التنفسي وكان هناك اختلاط مباشر مع حالات تم تشخيصها بأنها حالات مثبتة بوجود المرض فيها ، أو.

2. أي شخص يشكو من التهاب حاد في الجهاز التنفسي وكان تاريخه المرضي يدل على وجــود اخــتلاط مــع حيوانات مثبت وجود المرض فيها أو متوقع ، أو.

3. أي شخص يشكو من التهاب حاد في الجهاز التنفسي وكان قد حضر من مناطق بها حالات مثبتة من المرض خلال 7 أيام من قدومه.

الحالات المحتملة :

أي حالة مشتبه بوجود المرض فيها بالإضافة إلى فحص مخبري موجب بوجود فيروس الأنفلونزا A ، أو

• الحالة المثبتة :

أي حالة محتملة ومثبتة بالتحاليل المخبرية بوجود الفيروس وتم تحديد نوعه بأنه H1N1 عن طريــق أحــد التحاليــل التالية:

1. إيجابية المزرعة لفيروس الأنفلونزا

2. إيجابية الـ(PCR) للأنفلونزا

3. إيجابية الـ(IFA) لمضادات الأنفلونزا

4. ارتفاع بمقدار أربعة أضعاف للمضادات النوعية للأنفلونزا

نقل المريض للمستشفيات المعتمدة كمراكز عزل:

1. عند تشخيص حالات مشتبه بها من مرض أنفلونزا الخنازير لدى أي من مقدمي الخدمات الصحية يتم التأكد من ملائمة التشخيص مع التعريف الطبي للمرض من خلال الطبيب المعالج ورئيس أو مدير المؤسسة (كما جاء أعلاه) .

2. عند اتفاق الطبيب المعالج ورئيس أو مدير المؤسسة على مطابقة التشخيص مع التعريف الطبي للمرض يتم الاتصال بقسم الوبائيات في المحافظة ذات العلاقة (مرفق طيه عناوين وهواتف الأقسام).

مطابقة الحالة من خلال الهاتف بين الطبيب المعالج وطبيب الوبائيات لغرض مطابقة الحالة مع التعريف الطبي للمرض و لا يتم الإعلان عن أنها حالة إشتباه إلا عن طريق دائرة الطب الوقائي بالإدارة العامة للرعاية الصحية الأولية.

4. يتم الاتصال بالإدارة العامة للإسعاف والطوارئ على هاتف رقم (2842199-2826101) وذلك لنقل الحالة إلى م. الشفاء قسم الصدرية و مستشفى النصر للأطفال للمرضى صغار السن (المرضى دون سن 12 سنة) من محافظات الشمال وغزة والوسطى أو إلى م. الأوروبي من محافظات خانيونس ورفح.

5. الطبيب المعالج هو الذي يحدد ضرورة أو عدم ضرورة وجود مرافقة طبية أو تمريضية أو كليهما و التعليمات الخاصة بنقل مريض من هذه الفئة و الاحتياطات الواجب توافرها.

استقبال الحالات المشتبه فيها في المستشفيات:

- يقتصر استقبال الحالات المشتبه فيها على المستشفيات التي خصصت الوزارة فيها قسم عزل و هذه المستشفيات هي:

1. مجمع الشفاء الطبي – قسم الصدرية (للكبار) لخدمة محافظات غزة الشمالية والوسطى.

2. مستشفى النصر للأطفال (للأطفال) لخدمة محافظات غزة الشمالية والوسطى.

3. مستشفى غزة الأوروبي (للكبار و الأطفال) لخدمة محافظات رفح خانيونس.

- تقوم كل مستشفى تم اختيارها بتجهيز قسم عزل على أن تتوافر فيه التجهيزات الطبية حسب القائمة المرفقة جدول رقم (1)

- يتم وضع كمامة جراحية على فم وأنف الحالة المشتبه بها قبل نقلها إلى المستشفى.

- يتم وضع كمامة N95 على فم وأنف الطبيب المعالج عند التعامل مع الحالة المشتبه بها وكذلك فني الإسعاف الذي ينقل الحالة إلى المستشفى.

- يتم إدخال الحالة المشتبه بها إلى أقسام العزل في المستشفى مباشرة دون المرور عبر قسم الاستقبال.

- تقوم المستشفيات المخصصة لاستقبال الحالات المشتبه بها بإدخالها إلى قسم العزل الخاص المعد لذلك مع التقيد بإجراءات مكافحة العدوى .

سحب العينات من المرضى و إرسالها للفحص والنتائج :

- جمع العينات و طلب الفحوصات هي مسئولية الطبيب المعالج في قسم العزل و يقوم بجمع العينات المخبرية اللازمة للتشخيص و إرسالها إلى المختبر. ما هي اختصاصات مختبرات المستشفيات و المختبر المركزي في هذه الحالات.

- يتم فحص العينات في المختبر المركزي وبعد ظهور النتائج تبلغ بالهاتف للطبيب المعالج وإلى مدير دائرة الطب الوقائي على تلفاكس : (2837550).

- يتم نقل العينة بواسطة الإسعاف وبذلك بالاتصال بالإدارة العامة للإسعاف والطوارئ على هاتف رقم (2842199-2826101) لنقل العينة للمختبر المركزي في ع . الرمال.

- يبدأ علاج الحالة المشتبه بها بعلاج Tamiflu بعد أخذ العينة مباشرة بواقع 75mg مرتين يومياً 7-5 أيام حسب تطور الحالة إضافة لعلاج الأعراض حسب الحاجة.

الفندقية و الزيارات:

لا توجد توصيات بهذا الخصوص

العلاج الدوائي المتخصص:

- **دواعي الاستخدام:**

1. يتم استخدام دواء Oseltamivir (Tamiflu) في حالة حدوث إصابات مؤكدة بأنفلونزا الخنازير من نوع (H_1N_1) :

2. ينصح بإعطاء العلاج (Oseltamivir) لأي مصاب ثبت إصابته مخبريا بمرض أنفلونزا الخنازير أو يشكو من أعراض أنفلونزا بعد تعرضه لخنازير مصابة أو تعرضه لشخص ثبت إصابته بأنفلونزا الخنازير أو تعرضه للفيروس خلال تعامله مع عينات مخبرية ملوثة .

- **بدء العلاج:**

ينصح بالبدء بالعلاج خلال 36 ساعة من بداية الأعراض و لمدة خمسة أو سبعة أيام

- **الجرعة العلاجية**

البالغين : 75 ملجرام بالفم مرتين يوميا .

- الأطفال (أقل من 15 كيلوجرام وزنا) : 30 ملجرام بالفم مرتين يوميا .
- الأطفال (15 – 30 كيلوجرام وزنا) : 45 ملجرام بالفم مرتين يوميا .
- الأطفال (23 – 40 كيلوجرام وزنا) : 60 ملجرام بالفم مرتين يوميا .
- الأطفال (أكثر من 40 كيلو جرام وزنا) : 75 ملجرام بالفم مرتين يوميا .

- **الجرعة عند استخدام الدواء كعلاج وقائي:**

دواعي الاستخدام:

- الأشخاص المخالطين لحالات بشرية ثبت مخبريا إصابتها بأنفلونزا الخنازير .
- العاملين الصحيين الذين يتعاملون مع الحالات البشرية المثبتة و فنيي المختبرات فور ظهور أعراض أنفلونزا عليهم .

الجرعة

- يوصى بإعطاء الدواء كوقاية لمدة خمسة أيام بجرعة مقدارها 75 ملجرام/كيلوجرام مرة واحدة يوميا للكبار ، و بجرعة مقدارها 15 ملجرام /كيلو جرام للأطفال .

مكافحة العدوى داخل المستشفيات :

أولاً: الاحتياطات الاحترازية المعيارية :

و تهدف إلى حماية المرضى و العاملين بالمستشفى و الزائرين و تتمثل بالاحتياطات التالية :

- غسل الأيدي بالماء و الصابون .
- استخدام الكحول 70% للتنظيف في حالة عدم وجود الماء و الصابون .
- تجنب الاقتراب من الشخص المصاب بالمرض .
- وضع الكمامات الخاصة (N95) للطاقم الطبية عند التعامل مع الحالات المرضية .
- ضرورة تغطية الفم و الأنف بالمناديل الورقية عند السعال أو العطس .

ب لمس العين أو الأنف في حالة تلوث اليدين منعا لانتشار الجراثيم .

إذا كنت تعاني أنت أو أحد أفراد أسرتك من أعراض تشبه أعراض الأنفلونزا أبلغ الطبيب المعالج بأنك مخالط لخنازير أو لمرضى مؤكدي الإصابة ، فقد تكون مريض بأنفلونزا الخنازير .

- يجب تشخيص الإصابة سريعا بأخذ عينة من الأنف أو الحلق لتحديد ما إذا كنت مصابا بفيروس أنفلونزا الخنازير .

- استعمال الملابس الواقية (PPE) عند التعامل مع العينات المخبرية و الإفرازات الأخرى (و تشمل الكفوف ، الكمامة عالية الحماية N95 أو الجراحية ، مريول ذو أكمام طويلة ، غطاء الرأس و نظارة للعين) .

- الحرص الشديد عند التعامل مع أدوات و مهمات المريض .

- الوقاية من وخزات الإبر و الأدوات الجراحية الملوثة .

- نظافة البيئة المحيطة و التخلص الآمن من الفضلات .

- ثانياً:الاحتياطات الاحترازية الإضافية المتعلقة بانتقال العدوى :

هذه الاحتياطات تنفذ بعد التأكد من أن الإجراءات السابقة قد طبقت و تشمل التالي :

- احتياطات تجاه انتقال العدوى بواسطة الرذاذ التنفسي .

- احتياطات الاحتكاك المباشر .

- احتياطات تجاه العدوى الهوائية و تشمل استعمال الكمامة عالية الجودة (N95) و وضع المريض في غرفة سالبة الضغط إن أمكن .

ثالثاً: الاحتياطات التي يجب اتخاذها عندما يكون المريض معدي (ناقل للمرض) :

- الأفراد في عمر أكبر من 12 سنة : تستمر هذه الاحتياطات من بداية ظهور الأعراض و حتى سبعة أيام بعد اختفاء الحمى.

- الأطفال في عمر 12 سنة أو أقل : تستمر هذه الاحتياطات من بداية ظهور الأعراض و حتى عشرة أيام بعد اختفاء الحمى.

- تنصح الأسرة بإجراء احتياطات السلامة الشخصية المتمثلة في غسل الأيدي جيدا و استعمال الكمامة العادية أو الجراحية للأطفال الذين ما زالوا يعانون من السعال .

رابعاً: الاحتياطات التي تقلل من فرص انتشار العدوى :

- عزل المريض في غرفة لوحدة و في حالة عدم إمكانية ذلك يوضع المرضى من نفس المرض في غرفة كبيرة مع وضع فواصل بين كل سرير و آخر بحد أدنى متر واحد على الأقل .

- العمل على التهوية المناسبة للغرف و التي تعمل على تقليل انتشار العدوى .

- التأكد من اتخاذ كافة الاحتياطات اللازمة للحماية الشخصية (الملابس الواقية) عند الدخول في غرفة المريض .

- الحد من تحركات المريض داخل المستشفى و عند الضرورة أن يلبس الملابس الواقية .

- يجب على الكوادر الصحية التي تتعامل مع المريض اتخاذ كافة إجراءات السلامة الشخصية (لبس الملابس الواقية) .

الفئات التي يجب عليها ارتداء الكمامات الواقية من نوع (N95) :

العاملين في الخدمات الصحية الذين يتعاملون مباشرة مع المريض (أطباء ، تمريض ، العاملين بالأشعة ، معالجين طبيعيين ، ....) .

الكوادر المساعدة (عمال نظافة ، عمال مغسلة ، .....) .

- العاملين في المختبر و الذين يتعاملون مع عينات المريض .
- أسرة المريض و زائريه .

الإجراءات الواجب إتباعها عند الخروج من غرفة العزل المخصصة للمريض :

- نزع المريول أولا و وضعه في المكان المخصص لذلك .
- نزع الكفوف .
- غسل الأيدي جيدا بمحلول مطهر .
- نزع الكمامة مع الحرص على عدم لمس مقدمتها .
- غسل الأيدي مرة أخرى بمحلول مطهر .
- مغادرة غرفة الملابس .
- غسل الأيدي مرة أخيرة خارج غرفة الملابس .

المطهرات المستعملة :

يفقد الفيروس نشاطه باستعمال المواد التالية :

- الكحول بتركيز 70% : لتطهير الأواني المعدنية و أسطح الطاولات.
- الكلور (صوديوم هايبوكلوريت بتركيز 1%) : لتطهير المواد الملوثة بدم و إفرازات المريض و كذلك دورات المياه و الحمامات.

التثقيف وتوعية الكوادر الصحية العاملة بالمستشفيات

- رفع مستوى الوعي الصحي لدى جميع الكوادر الصحية العاملة بالمستشفيات بهدف التبليغ عن أي حالات مشتبه وكيفية الوقاية من الإصابة بعدوى المرض .
- تدريب العاملين بالمستشفيات على التعاطي مع مثل هذه الحالات واستخدام أدوات الحماية الشخصية .
- المشاركة في توعية المواطنين عن المرض وكيفية الوقاية منه.

Palestinian National Authority
Ministry Of Health

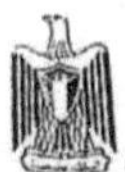

وطنية الفلسطينية
وزارة الصحة

<u>استبيان مخالط لمرض أنفلونزا الخنازير</u>

الاسم	الهوية	
رقم الهاتف		
تاريخ الميلاد	الجنس	
العنوان		
المهنة	مكان العمل	
هل أخذ تطعيم الأنفلونزا (نعم/ لا)	في حالة نعم ، تاريخ التطعيم	
اسم العيادة التابع لها	الطبيب المعالج	
تاريخ آخر تعرض	مكان التعرض	
البعد عن مزرعة مصابة		
تفاصيل التعرض		

الوضع الصحي الحالي : (جيد/ غير جيد)
تاريخ ظهور الأعراض الإكلينيكية
الأعراض:

– حرارة	(نعم/لا)	تاريخ بداية الحرارة
– سعال	(نعم/لا)	ضيق تنفس
(نعم/لا)		
– آلام في الصدر	(نعم/لا)	
أعراض أخرى: ضعف عام	(نعم/لا)	رشح (نعم/لا)
قئ	(نعم/لا)	صداع (نعم/لا)
التهاب العينين	(نعم/لا)	إسهال (نعم/لا)
قشعريرة	(نعم/لا)	آلام في الحلق (نعم/لا)
آلام في العضلات	(نعم/لا)	

اسم معبئ الاستبيان

التاريخ

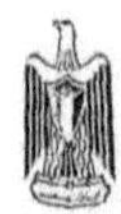

نموذج تقصي لحالة (مشتبه/ محتملة / مؤكدة) من مرض أنفلونزا الخنازير

الاسم رباعي:..

رقم الهوية   :....................   تاريخ الميلاد:....................

الجنس   :....................   رقم الهاتف :....................

العنوان   :..

المهنة   :....................   مكان العمل:....................

معلومات عن المريض :

تاريخ بداية الأعراض:.................... الجهة المبلغة :....................

تاريخ التبليغ:........................

هل تتماشى الأعراض والسيرة لمرضية مع التعريف العلمي للحالة (مشتبه/محتملة/ مؤكدة)؟ (نعم /لا)

الأعراض الموجودة : حرارة   (نعم/لا)   آلام في الحلق   (نعم/لا)

صعوبة في التنفس   (نعم/لا)   سعال (نعم/لا)

أعراض أخرى حدد:....................................

اسم المستشفى المحول لها الحالة ...., تاريخ دخول المستشفى ....

هل تمت المخالطة مع خنازير نافقة أو مريضة – حالة مرضية مؤكدة– عينات لحالة مؤكدة)

خلال 10 أيام من تاريخ ظهور الأعراض؟ (نعم/لا) إذا كانت الإجابة بنعم حدد:....................

الفحوصات المخبرية :

نوع الفحص	إيجابي	سلبي	تاريخ ظهور الأعراض
Rapid Test			

Índice

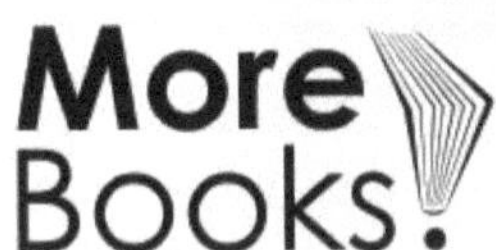

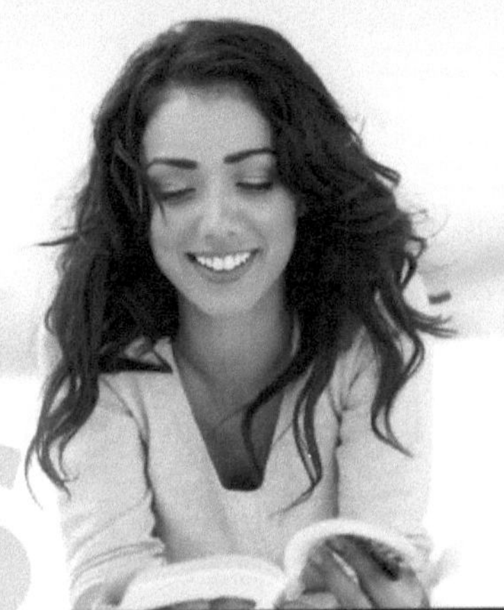

I want morebooks!

Buy your books fast and straightforward online - at one of world's fastest growing online book stores! Environmentally sound due to Print-on-Demand technologies.

Buy your books online at
www.morebooks.shop

Compre os seus livros mais rápido e diretamente na internet, em uma das livrarias on-line com o maior crescimento no mundo! Produção que protege o meio ambiente através das tecnologias de impressão sob demanda.

Compre os seus livros on-line em
www.morebooks.shop

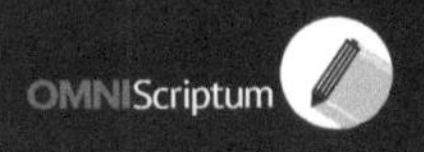